纪念《献血法》实施二十周年

血液管理的法制化历程

主　编

刘　忠（中国医学科学院输血研究所）

高新强（国家卫生健康委医政医管局）

编　委

陈　斌（国家卫生健康委医政医管局）

余成普（中山大学人类学系）

王　娅（中国医学科学院输血研究所）

李文惠（中国医学科学院输血研究所）

李　玲（中国医学科学院输血研究所）

张　越（华中科技大学同济医学院附属同济医院）

黄　毅（中国医学科学院输血研究所）

刘欣欣（中国医学科学院输血研究所）

章　品（中国医学科学院输血研究所）

崔　爽（北京红十字血液中心）

颜仕鹏（湖南省肿瘤医院）

人民卫生出版社

图书在版编目（CIP）数据

血液管理的法制化历程 / 刘忠，高新强主编 . —北京：人民卫生出版社，2019

ISBN 978-7-117-28063-1

Ⅰ.①血… Ⅱ.①刘…②高… Ⅲ.①献血 – 卫生法 – 研究 – 中国 Ⅳ.①D922.164

中国版本图书馆 CIP 数据核字（2019）第 024240 号

人卫智网	**www.ipmph.com**	医学教育、学术、考试、健康， 购书智慧智能综合服务平台
人卫官网	**www.pmph.com**	人卫官方资讯发布平台

血液管理的法制化历程

主　　编：刘　忠　高新强
出版发行：人民卫生出版社（中继线 010-59780011）
地　　址：北京市朝阳区潘家园南里 19 号
邮　　编：100021
E - mail：pmph @ pmph.com
购书热线：010-59787592　010-59787584　010-65264830
印　　刷：北京盛通印刷股份有限公司
经　　销：新华书店
开　　本：710×1000　1/16　印张：9
字　　数：166 千字
版　　次：2019 年 2 月第 1 版　2019 年 2 月第 1 版第 1 次印刷
标准书号：ISBN 978-7-117-28063-1
定　　价：42.00 元

打击盗版举报电话：010-59787491　E-mail：WQ @ pmph.com
（凡属印装质量问题请与本社市场营销中心联系退换）

前　言

血液是生命之源,血液安全不仅关系到人民健康,也关系到国家安全。第二次世界大战以后,血液作为国家战备资源得到了各国政府的高度重视,其充足、安全和有效的保障是世界卫生组织对各国政府提出的基本要求。

1922 年,全球第一家血库在英国伦敦建立,当时的血液供应是通过金钱的交换来实现的。由于献血的金钱驱动机制,血液供应得到了良好的保障,但随之也出现了"穷人卖血、富人用血"等一系列的伦理和社会问题。1941 年,美国又发生了全球首例输血传播肝炎的事件,血液管理开始得到各国政府的高度重视。发达国家纷纷开始探索采用不同的机制来保障血液的供应和安全,职业献血、替代献血、家庭互助献血、无偿献血、义务献血等模式在这一时期得到了较充分的探索和实践。1971 年,时任美国健康、教育和福利部部长理查森(E. Richrdson)提出"用什么样的管理制度,血液供应最充足且最安全?"这一血液管理的社会问题,他试图寻找一种新型的血液管理模式,通过血液管理政策的研究来构建一种稳定的长效机制来满足血液的供应和安全。他的提议得到了社会学、伦理学、医学等领域学者的高度关注和参与,血液管理的政策研究拉开了序幕。在这一背景下,著名的社会学家理查德·铁默斯、伦理学家AM. Capron、经济学家 V. Zelizer、K. Healy 等都对这一政策和管理问题进行了深入的研究。随着社会经济、伦理和道德的发展和进步,全球血液管理也随之经历了从个体献血到义务献血再到无偿献血的转变,血液管理模式从早期金钱交换的商品模式过渡到利他主义的礼品模式。

同大多数发达国家一样,我国的血液管理也经历了个体献血、义务献血和无偿献血三个大的阶段,血液供应和安全逐步得到较好的保障,特别是 1998年《中华人民共和国献血法》(以下简称《献血法》)的实施,标志着我国的血液管理工作进入了规范化、法制化的轨道。

《献血法》总结了我国多年来推行个体献血、义务献血和无偿献血的经验,首次以法律形式确立了无偿献血制度,同时明确了在献血工作中各级政府和有关部门的职责,适龄健康公民在献血工作中的权利和义务,以及血站和医疗机构在采供血及临床用血工作中的责任,并且对相关违法行为的处罚等问题作出了较明确的规定。《献血法》的实施,改变了我国以往血液供给无法可依的窘境,规范了临床用血来源渠道,为我国安全、深入、持久地开展无偿献血工作提供了法律保障。《献血法》奠定了我国无偿献血事业的基础,快速推进了我国无偿献血的发展,对保障血液安全,加强血液管理,发挥了至关重要的作用。

《献血法》实施20年来,我国社会、经济以及医疗卫生事业快速发展,立法背景以及血液安全形势也随之发生变化。和全球大多数发达国家一样,我国的血液安全工作遇到了许多新情况和新问题,血液管理的法制化建设面临着新机遇和新挑战。在新的历史时期,我国的血液管理模式如何构建才能进一步保证供应和安全是一个值得探索的重要课题。本书回顾了全球血液管理的法制化历程,总结了我国《献血法》实施以来血液管理工作所取得的成绩,分析了新时期血液安全面临的挑战,研究了部分发达国家血液管理的路径和经验,提出了下一步我国血液管理法制化建设工作的思路和建议。希望本书能为我国下一步血液管理工作带来新的理论和方法,丰富血液管理的中国模式和中国经验。

刘　忠

2018 年 6 月 14 日

目　录

第一章

血液捐赠的社会性：我国献血实践的思考

　　自愿献血在中国可能吗？这个问题在 20 世纪 90 年代末《献血法》起草时，曾遭到部分专家学者的怀疑。这种怀疑来源于：一是认为中国人由于对血液持着特殊的文化理念，很难自愿地捐赠血液给陌生人；二是对中国人利他精神和公益精神等公民精神的怀疑，认为在市场经济的大背景下，人们崇尚金钱交易，而不愿无偿地捐赠血液。但十几年的实践表明，自愿献血不仅可能，而且基本满足了临床用血需求。这里，将对制度化自愿献血十几年的实践做出一些反思和总结。

第一节　社会结构与自愿献血

　　中华人民共和国成立后，个人与国家之间依靠单位这种组织形式紧密地联系起来。单位作为一种社会现象，意味着城市中大多数社会成员都被组织到一个个具体的"单位组织"中，由这种单位组织给予他们社会行为的权利、身份和合法性，满足他们的各种需求，代表和维护他们的利益，约束他们的行为。在义务献血阶段，国家依托的主要是单位，由单位要求符合条件的个人献血，同时，个人通过献血在单位得到物质和精神激励。

　　而改革开放后，尤其是 20 世纪 90 年代中期以来，我国的社会结构发生了复杂、深刻的变化。社会结构的变迁释放出一定的社会自由活动空间，并逐渐培育起公民精神，即团结与相互信任、对社会公共事务参与的热情以及对社会的责任感等。这意味着，各种形式的民间组织和个人构成的社会生活，既不以国家权力的效率最优化为目标，也不以个体利益最大化为目标，而是以自觉自愿地提供公共利益为目标，这要求公民在这个领域中的活动必须具有对公共事务的积极参与意识，而不是持一种与己无关的超然、冷漠态度。自由活动空间和公民精神的显现为公民的自愿献血——作为自主地、积极地参与公共事务的表现——提供了社会的基础。

　　但社会结构的变迁，尤其是政府与社会关系的调整，虽然意味着政府的权力在一定程度上放松了对社会经济生活的影响，但作为一种根本性的权力，它仍然在社会生活中的许多领域发挥着重要的作用。正基于此，可以说自愿献血还不是完全的社会自组织行为，政府仍然积极地参与到自愿献血制度的运作过程之中。无论是自愿献血文化模式的建构，还是相关制度的设置，乃至在献血淡季和献血热潮，都能发现"政府的在场"。中国自愿献血的实践表明了，政府与社会并非处于二元的对立状态，或者是此消彼长的状态，而是可以共同发展，相互渗透，形成"强政府、强社会"的局面，这也是社会主义优越性的重要体现。

第二节 血液文化与供血制度

观察中国的血液事业，可以发现，不仅血液文化对供血制度的选择产生影响，反过来，供血制度的实践也影响到血液文化模式。

追溯中国古代的血液文化，古人视血液如生命，并赋予了血液宗教般的情感。这种文化并非是静态的存在，同时也影响到血液工作实践，成为中国献血事业面临的很大障碍。它不仅影响到公众的献血行为，甚至影响到献血立法者和决策者的选择。

同时，不同的供血制度也反过来影响着人们的血液文化。比如，1978年中国实行的义务献血制度，即通过政府献血领导小组或献血委员会向机关、企事业单位、农村社区分配献血指标，下达献血任务，献血后给予献血者一定营养补助费的献血制度。义务献血虽然对保障当时的医疗临床用血起到重要作用，但这种制度一方面体现了强制的色彩，一方面给予献血者较高的补偿。为了完成政府的指标，甚至出现单位请人代为献血的状况，这严重地扭曲了义务献血的初衷。最为严重的是，这让人们对献血本身产生了怀疑，如果献血没什么伤害，那么为什么需要强制以及给予高额补偿呢？这种制度不仅没有扭转"献血损身、伤元气"的传统血液文化，反而使之更为牢固，甚至引起公众的抵触情绪。

而在自愿献血制度下，通过血站的宣传动员以及公众的实践，"自愿献血、安全健康、利人利己"的理念逐渐得到了认同。自愿献血制度下公众血液文化模式的转变，关键在于对自愿献血文化模式的重构与传播，以及这种文化模式在经验上的可信性（credibility），即通过献血体验，公众认同了献血的安全健康与利人利己。

第三节 生命赠予与社会动员

自愿献血是一种利他行为，但这种利他行为并非仅仅是个人的性情倾向，而是嵌入到社会的动员之中。从利他动机到实际的献血行动，关键在于制度能否赋予人们足够的尊重、权利、机会和便利，以及相关组织在建构意义、传播信息、营造氛围等方面所做出的努力。

首先，上文所说的献血文化模式的转变，社会动员就发挥了重要作用。而社会动员的工具主要是现代媒体，没有现代媒体的广泛参与，中国的血液事业不可能有今天的局面。

其次，组织通过结构性的机制，特别是奖赏与处罚的调节，激励着献血这种利他行为。无论是用血偿还政策还是象征激励（尤其是对金钱的符号化使用），无疑是按照社会交换原则来设置的。就其激励效果来说，虽说是一个经验而非先验的问题，但这些激励，强调了献血的意义和价值，不断地肯定献血者的付出与奉献，使献血"利人利己"的文化模式得以再生产，有助于提高个人利他行为的比例，使自愿献血通过制度化的运作得以延续和发展。

最后，公众的实际献血行为是处于一定的动员结构之中，这种结构既有空间的、也有时间的，更有关系性的。空间本身就可以起到动员的效果。而献血也并非单一的行为或事件，事实上，献血同时也是献时间，没有时间上的保障，献血行为也很难发生。同时，公众的献血行为也是嵌入一定的关系之中。那些在既有的关系网络中有献血者的人，他（她）与献血者的关系越邻近，参与献血的可能性也大。不仅是这些既存的关系发挥关系效应，采血组织也积极建构关系网络（如献血志愿服务团体、护士—献血者关系），以拉近一般公众与献血的距离。

第四节　对公民精神的再认识

英国著名社会学家理查德·铁默斯（Richard M.Titmuss）说道："献血是可以测量的最敏感的普适性社会指标之一，它可以告诉我们这个社会的关系属性以及那些主导的价值取向。"因而，血液捐赠在一定程度为民众提供了分析和思考当下中国人与人之间，人与社会之间关系的一面镜子，或者说，献血为重新审视中国人的公民精神（以及与之相关的利他精神、公益精神及慈善精神）提供了现实依据。

一些学者认为市场经济会导致人们信仰的失落、道德的沦丧以及利他精神、公益精神、参与公共事务热情的流失。自愿献血在中国的发展为重新检视这些观点提供了一个机会。正如上文所说的，在献血制度实施之初，一些立法者和政策制定者也因为上述的种种原因对自愿献血的前途表示担忧。但十几年之后的今年，当我国的临床用血几乎 100% 来自自愿无偿献血时，可以坚定地宣称，中国公民是有悲悯之心、积极参与公共事务的公民，是可以为他者（包括陌生人）做出生命赠予的公民。公民精神在国家强大和市场发展的条件下依然可以得到发扬,而且更能并行地发展。

但还需要追问的是,公民精神在什么条件下或状态下会得到更大的发展呢? 自愿献血在中国运作的实践表明,尚需要以下结构和制度的保障:

首先,在国家与社会关系的调整上,应该释放出更多的社会活动空间,这是公民自主地参与社会活动的结构性前提。中国自愿献血的顺利开展,尤其是街头自愿献血的逐年增加,无疑说明了这一点。

其次,需要制度的安排,从制度上赋予人们赠予(参与公共事务)的权利和机会。就拿自愿献血来说,需要从制度上明确自愿献血的合法性和唯一性,鼓励人们的自愿献血,并提供人们献血的条件,方便人们献血。

再次,通过制度的设置保障人们参与公共事务的公平与正义,减少人们参与的代价和成本,使得社会参与行为制度化。以献血为例,反对有偿买卖用血,而主张自愿捐赠,不光是因为买卖用血所带的高风险,同时,买卖用血不仅破坏了社会团结的纽带,更导致社会的不公平,即出现铁默斯所警示的"穷人卖血、富人用血"的社会悲剧。而自愿献血,在不同社会层级群体中均能获得支持者和参与者,在一定程度上实现了献血和用血的公平。同时,这种制度也在更大程度上保障了献血者的身体健康和基本利益,减少了人们参与献血的代价和成本。

最后,需要转变人们的旧有意识,积极营造一种参与公共事务的氛围,而社会组织在这方面扮演着重要的角色。一些行为可能会遭遇既有文化模式的限制,但文化模式并非不可改造,自愿献血在中国的发展历程不仅证明了赫利(Healy)的西方研究结论,即组织通过文化上的工作和后勤的努力(cultural work and logistical effort)可以生产并维系利他行为,同时也说明了组织的工作和努力是可以培育现代社会的公民精神。

第二章

国际血液立法背景

第一节　各国血液立法体系及发展完善过程

随着全球对血液安全的重视度逐渐提高，美国等发达国家均将血液纳入国家战略资源，血液安全关系到国家安全和社会稳定。截至 2017 年，全球约有 100 个国家针对血液立法。其中一些国家对于输血进行了单独的立法，包括德国于 2005 年修订的《transfusion act（TFG）of 1998》、澳大利亚于 2003 年颁布的《national blood authority act》、荷兰颁布的《blood supply act》以及日本颁布的《act on securing a stable supply of safe blood products》等。还有一些国家将输血的相关法律附属于其他的法律之中，例如美国药品法中的《regulation of the blood supply》等。

国家立法体系关系到国家的经济发展状况及法律体制等因素。主要以澳大利亚和日本为例进行分析。选择澳大利亚与日本主要基于以下几点考虑：

一是澳大利亚与日本有相对独立的血液管理法律法规。澳大利亚与日本均在其法律体系内有血液管理相对独立的法律法规，分别为澳大利亚的《national blood authority act 2003》和日本的《act on securing a stable supply of safe blood products》。这与我国献血法适用范围、规范内容与对象等存在相同之处，有利于进一步的比较与借鉴。德国《transfusion act（TFG）of 1998（2005）》与荷兰《blood supply act》也属于单独立法，但获取文献资料及材料语言翻译均存在障碍，故未纳入案例讨论中。

二是澳大利亚与日本分属不同法律体系，其立修法经验可为我国的献血法修订提供参考。日本的法律体系属于大陆法系，与我国同属一个法系。而澳大利亚整个法律体系以英国法律体系为基础，是典型的英美法系国家，普通法占据主要地位，遵循先例的原则对司法裁决发挥着重要影响。

三是日本与澳大利亚目前的血液管理情况。2011 年全球血液采集量统计数据显示，日本采血量居全球第五位，达到血液 100% 的无偿捐献。澳大利亚在通过无偿献血等措施保障血液和血液制品的安全及自给自足方面也有值得借鉴的经验。

一、经济发展情况与血液法律体制

(一) 经济发展情况

1. 澳大利亚 澳大利亚领土面积 761.79 万平方公里,是南半球经济最发达的国家,全球第十三大经济体,全球第四大农产品出口国。澳大利亚人口高度都市化,近一半国民居住在悉尼和墨尔本两大城市。2013 年,澳大利亚 GDP 总计 1.564 万亿美元,人均 GDP 约 68 973 美元。其他卫生指标在经合组织国家中居中上水平。2012 年卫生费用占 GDP 比例为 9.1%。

2. 日本 日本领土面积 37.78 万平方公里,经济自 20 世纪 60 年代开始了持续长达 30 年的高度增长,被誉为"日本战后经济奇迹"。日本是八国集团、二十国集团、世界贸易组织、亚太经合组织等成员国,是世界第三大经济体,同时也是世界第四大出口国和进口国。日本是世界人口第十大国;首都东京及周边数县构成的首都圈居住了 3000 万以上的人口,是世界上最大的都市圈。2012 年卫生费用占 GDP 比例为 10.1%。

(二) 法律体制

1. 澳大利亚 澳大利亚是联邦制国家,自从 1901 年建立联邦制后,其法律体系经过不断发展,既不同于英国又不同于美国,形成自己独特的体系,法律界认为其法律的本土化比较成功。澳大利亚有 9 个法律体系,包括 1 个联邦法律体系和 8 个州和特区法律体系,每一级法律体系都有 3 个独立的立法、行政和司法机构。

州 / 特区政府的公共卫生职责包括:献血、器官移植、辅助生殖技术等方面的监管。公立医疗卫生机构在行政上直接隶属于州 / 特区政府,州 / 特区政府根据与联邦政府达成医疗服务协议和公共卫生协议,接受来自联邦政府的资金,筹集配套资金,从而资助公立医疗卫生机构的运行和硬件建设,向公众提供全免费的公立医院住院服务,通过公共卫生、健康促进、社区卫生服务等方式,弥补医疗卫生服务市场的不足。

澳大利亚于 2011 年修订了关于血液管理的法律法规《national blood authority act 2003》。这部法律的目的是根据国家血液协议《national blood agreement》,设立国家血液管理局(national blood authority,NBA),为开展国家政策制定、协调与管理澳大利亚血液事务等工作提供路径。该法案适用于除了诺福克岛(澳大利亚位于西南太平洋的岛屿)的其他区域。

澳大利亚的卫生医疗安全与质量委员会(Australian commission on safety and quality in health care)还制定了《national safety and quality health service standards》,其中 Standard 7 为血液与血液制品方面的标准,该标准旨在为患者

合理提供安全的血液。

2. 日本　在日本,与医疗相关的法律主要有两个体系,一个是以健康保险法为主的各种保险法,主要是关于诊疗时如何支付和结算费用;另一个是医疗法以及以医师法为核心的相关法律体系。医疗法是医疗法规中最核心的法律,是为确保医疗提供机制、维护国民健康而制定的医疗设施规划、医疗机构人员比例构成、设备构造、管理体制、医疗法人制度等方面的法律,涉及医院和诊所的管理、医疗规划、医疗法人制度、医疗广告等诸方面。

日本《药事法》控制着药品的批准体系,而且为药品的生产与进口、销售与广告、标签、安全性、重新审查和重新评价等提供了法规。以药事法为依据,合法地建立起其他各种法规和标准。如日本药典、抗生素产品标准、血制品标准、生产规范(GMP)和实验室规范(CLP)。药事法除了为药品提供了法规外,还为化妆品和医疗器械提供了法规。依据健康保险法在日本建立了全国健康保险方案。健康保险的赔偿费用也要依据健康保险法来执行。

血液管理法规主要有两部:①《确保血液的安全及稳定供应等相关法律》,1956年制定,2013年12月13日修订。②《确保血液的安全及稳定供应等相关法律施行规则》,1956年制定,2013年9月12日修订。

二、血液管理法制的立法指导思想

(一)澳大利亚

澳大利亚血液协议中提到澳大利亚血液管理政策的目标主要有两方面:一是保障澳大利亚的血液、血液产品及血液相关的医疗服务的充足、安全、可靠且可负担;二是推动澳大利亚的血液、血液产品及血液相关医疗服务的安全、高质量管理与利用。

澳大利亚联邦和地方政府认为国家层面的血液管理政策应该具备以下特点:

(1) 国家层面关于澳大利亚血液管理政策目标的一致。

(2) 发挥联邦、州及地方卫生管理者在制定政策和管理方面的主导作用。有管辖权的血液委员会的资深人员应对此发挥支撑作用。

(3) 成立国家血液管理局,管理国家的血液工作。

(4) 联邦、州及地区联合筹资供应血液。

(5) 全国达成共识的澳大利亚血液安全及质量管理的发展纲要。

(二)日本

日本血液法律指导思想与基本原则于2003年确立,目的是保障血液及血液制品的稳定供应,主要包括以下几方面:一是提高血液产品的安全性;二是通过国内无偿献血保障血液产品的稳定供应;三是推动血液产品的合理使用;

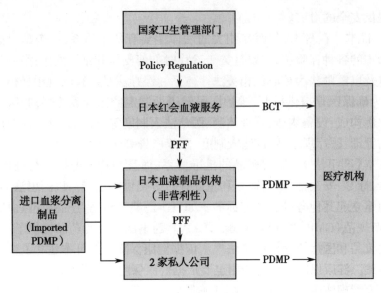

图 2-1 日本血液管理体制

BCT：Blood components for transfusion.

PFF：Plasma for fraction.PDMP：Plasma-derived medicinal products

四是保障血液项目的公正性和公开透明程度。日本的血液管理体制见图 2-1。

日本的血液监管是按照美国模式制定的，接受食品及医药用品的有关法律的管理，要求进行 GMP 管理。日本在血液事业发展过程中，逐渐形成了国家、地方政府和日本红十字会三位一体的血液监管构架。厚生省具体负责血液事业行政管理工作。

1983 年，随着一部分地方政府举办的公立血液中心移交给日本红十字会管理以后，红十字会负责献血工作的体制也就正式确立了。日本所有采供血工作统一由红十字会负责管理。红十字总会和地方分会对血站直接行使行政管理，如任命血液中心管理干部、调配血站工作人员，献血设施的建设改造、设备添置方面的财政补贴等，还从事献血制度推进、献血组织网络建设，献血者招募活动。

红十字总会制定全国统一的标准，血液实施集中化检测。日本红十字总会和各血液中心制定的规章制度、操作规程覆盖了工作的各个环节，能从每一个小问题入手，使每个步骤都有章可循。

日本血站都成立有专门的医药情报科，从而架起了血站和医院沟通的桥梁。医药情报科由具有医学专业知识的工作人员组成，其主要职责有：①血液制剂在医院使用后的副作用及感染症的发生情况的收集；②血液制剂的种类及适用范围在临床的推广；③不良反应发生后调查过程的情报收集及发布；

④医院所需血站提供产品及技术服务种类的信息交换;⑤将上述信息定期编制成"输血情报"发往各用血机构。这就从根本上解决了医院主动性差的问题,使医院和血站之间有了有效沟通,从而使各种问题能及时查清并得到解决,并制定有效预防措施。并且能让医院对血站为血液安全所做出的努力有所了解,使血站推出的新产品、新服务在临床得到推广和利用。

为了提高输血的安全性,日本进行了多方面的科学研究。日本最主要的血液研究室是红十字中央血液中心的中心实验室,该中心在输血医学的研究特别是人类白细胞抗原(HLA)的研究上在国际上属先进水平:①以厚生省为中心进行骨髓移植研究工作,成立了骨髓移植中心,电脑全国联网,进行信息收集,相容性检查,HLA Ⅰ+Ⅱ分型,由血清学检查发展到基因分型,全国所有骨髓移植档案都在中央血液中心存档,每个地方血液中心则把资料收集编号后交中央血液中心;②造血干细胞(脐血、外周血干细胞移植)研究;③与输血相关疾病的研究;④全国的血液中心都有放射线照射装置,对血液制品进行辐照,以去除血液中活性淋巴细胞,预防移植物抗宿主病;⑤对用聚合酶链反应(PCR)方法测定血液及成分制品污染病毒的可行性进行实际论证、分析。

日本血站由红十字会统一管理的方式使资源得到充分利用,这样就在设备的更新换代上更迅速,能及时使用最先进的仪器和检测方法来更好地保障血液的安全性;在信息的收集和传递方面是使全国的血液中心计算机联网,实现资源共享,这样也使得作为最高管理部门的日本红十字总会能及时了解全国血液中心发生的具体情况,从而做出快速反应并制定出最适宜和及时的政策。

三、各国血液管理法律的修订发展

(一)澳大利亚血液管理法律发展情况

澳大利亚联邦政府通过税收筹集卫生经费,建立以"医疗照顾"和"药品补贴计划"为重点的全民医疗保障制度,保证了人民的基本门诊医疗服务和社区药品服务需求,并通过定期与州/特区政府签订卫生服务协议《Australian health care agreements》、公共卫生产出协议《public health outcome funding agreements》,提供资金并进行绩效考核。州/特区政府的公共卫生职责之一是献血、器官移植、辅助生殖技术等方面的监管。

在19世纪,公共卫生法律是一种"自上而下"的过程,由卫生改革者给需要进行卫生改革的相关方施加影响,公共卫生法律是规定性的。例如,法律要求父母给孩子接种疫苗,法律有权对违法者实施长期拘留。在20世纪后期,公共卫生法律的权力范围有所缩小,也不再特别严苛,而是更加注重目标人群的界定,鼓励目标人群参与协商过程,法律较之以前更加关心个人和群体的权利。

在 20 世纪 90 年代,澳大利亚的公共卫生法律正处于新旧交替历史阶段。在涉及国家或国际事务时,联邦、州和地区的各种法规越来越倾向于确保统一性。

由于各州 / 特区的政府体制和发展历史各不相同,对公共卫生职责的管理方式存在一定差异,例如,新南威尔士州设立了区域卫生服务管理局,建立了较强大的集权管理体系;维多利亚州则较多利用自由的市场调节机制,通过向公立和私立医疗卫生机构购买服务实现公共卫生的目的。

1996 年,澳大利亚各州的血站联合组成了澳大利亚红十字血液服务中心(Australian red cross blood service,ARCBS)。澳大利亚红十字血液服务中心划分为 5 个战略运作区,完全打破了原有的行政区划。每个战略运作区均有若干个血液采集、加工、贮存、发放点,全国共计 129 个,但能够进行血液血清学、核酸检测(NAT)的只有 5 个。澳大利亚红十字血液服务中心总部设在堪培拉,由董事会负责战略研究,并直接对红十字会负责,执行总裁负责管理全国血站的运作,并向董事会负责。

目前,澳大利亚已经形成了较为完备的血液管理法律体系,包括临床、实验室指南或标准,患者血液管理、产品标准、血液有效利用框架、质量与风险管理、血液预警术语、血液库存管理等国家及州级别的各项指南。

(二) 日本血液管理法律发展情况

1956 年,日本提出血站应确保采血安全及献血者安全。

1975 年,日本根据世界卫生组织的建议倡导无偿献血,推动血液事业发展。

1985 年,血液管理机构提交首份血液项目报告《interim report of pharmaceutical affairs bureau's study committee on blood program(first)》,旨在通过国内采血活动获取血液制品,实现血液制品的自给自足。

1986 年,血液管理机构提交第二份血液项目报告《interim report of pharmaceutical affairs bureau's study committee on blood program(second)》,颁布合理用血指南,包括冰冻血浆等血液成分。

1989 年,新成立的血液项目促进与建议委员会提交首份报告《first report made by new blood program promotion advisory committee》,致力于推动凝血因子的自给自足。

1990 年,血液项目促进与建议委员会提交第二份报告《second report made by new blood program promotion advisory committee》,主要内容包括根据献血者体重调整献浆标准为 300~600ml,扩大日本赤十字会(Japanese Red Cross Society,JRCS)采供系统,推动其与医疗机构的合作。

1995 年,设立产品责任法《product liability law》,该法提出血液制品制造商应遵守药品制定标准,保障血液制品安全。

1997 年,评审委员会提交了血液管理政策评估报告《report of the review committee on blood administration policy》,确定血液事业发展方向:自给自足、安全、合理使用、透明公开、明确政府职责。

1999 年,制定血液产品使用指南及输血疗法实施指南《guidelines for the use of blood products and guidelines for the implementation of blood transfusion therapy》。

2000 年,提交血液项目新方向的报告《report of new direction for the blood program》。

2003 年,通过确保血液的安全及稳定供应等相关法律《the law on securing a stable supply of safe blood products》,禁止有偿献血;通过修订后的药事法确立血液制品稳定供应的基本原则。

2004 年,提出 5 项综合举措保障输血安全(comprehensive measures for ensuring the safety of transfusion medicine)。主要内容为:保障献血者的安全、阻止以血液检测为目的的献血行为、建立稳固的血液制备和检测系统、推动医疗机构合理使用血液制品、制定输血相关感染的应对措施。

2005 年,修订药事法;修订血液与血液制品等的回顾性研究指南《guidelines for retrospective studies of blood products and others》;修订 1999 年血液制品使用和输血治疗指南。

2006 年,设立献血者医疗损害赔偿指南《guidelines for compensation of health damage in blood donor》。

2008 年,修订 2003 年法案《law on securing a stable supply of safe blood product》(revision of law of 2003),第一次修订保障血液安全与充足供应的基本准则。

2013 年,修订 2003 年法案《law on securing a stable supply of safe blood product》(revision of law of 2003),第二次修订保障血液安全与充足供应的基本准则。

第二节　中外血液立法体系特点总结及对比

一、立法的背景与特点

澳大利亚由 6 个州和 2 个特别行政区组成,即新南威尔士州、维多利亚州、昆士兰州、西澳大利亚州、南澳大利亚州、塔斯马尼亚州,首都直辖市(堪培拉)

特区、北领地特区。在法律上,澳大利亚曾经是英国君主立宪政府的附属地、殖民地,其成文法通常是照搬英国相应的法律法规,这种现象在公共卫生法律领域尤其明显。

澳大利亚日益关注公民权利的法律保护。在艾滋病方面,由于法律要求保护感染者作为卫生服务消费者的个人信息权利,因此,进行人群的艾滋病病毒监测采取"匿名检测",只有当个人说明自己具有高危行为时才建议进行艾滋病病毒检测,导致社会和社区不能获知当地的艾滋病流行情况,个人也不愿意说出或未意识到自己的危险行为。

澳大利亚推动示范法律的研究和运用。"正式立法示范"是指某个州/特区已通过的法律对其他地区具有示范作用。联邦政府常常会支持为州/特区层面制定某个领域的公共卫生法律,一旦议会通过该法律,在该州/特区正式实施,便鼓励其他各州/特区相继通过这部示范法律,进一步增加这部法律对其他州/特区的示范作用,逐步实现法律的协调和统一。

澳大利亚将风险管理引入立法程序。通常情况下,澳大利亚公共卫生立法一般需要经过向利益集团咨询、提出执行法律的成本、确定法律能够带来的收益等过程。另外,澳大利亚的公共卫生法律要求定期进行评估,判断法律间是否存在冲突。

澳大利亚的实践表明,个别州/特区率先实施的立法,对其他地区而言也是一种示范法律,会产生立法示范的作用。

二、立法的内容及比较

不同的法律体制及不同的血液管理策略,导致目前各国血液管理立法内容存在以下不同:

1. 血液采集标准及献血间隔不同。

2. 血液管理信息化程度不同,由此导致的血液管理信息化立法的差异。

3. 各国力争降低血液成本,但不同国家之间临床用血价格差异较大。

4. 各国注重患者血液管理及有效合理用血的立法实践活动,部分国家成立了国家血液安全管理机构,对保障血液质量安全和血液供应发挥了重要作用。

三、法律的实施与效果

澳大利亚红十字血液服务中心于 1996 年设立成为国家血液服务中心,而早在 1929 年,输血服务机构的管理系由 8 个独立的州立输血服务机构及地区红十字会共同提供输血服务。澳大利亚红十字血液服务中心负责采血、制备及供应血液制品至澳洲 6 个州和 2 个地区。经费来源通过与国家血液管理局签订"契约协议"(deed of agreement)而获得,国家血液管理局负责澳大利亚血液管理工作。捐血后的检测整合至 5 个检验中心(Testing centers)。个别的州或地方政府各自管理当地的公共卫生系统,其中包括监测经血液途径传播疾病。此外,澳大利亚政府也要求这些州或地方公共卫生系统必须呈报疾病疫情(如血液途径传播疾病及虫媒病毒等),这些资料统一由隶属于该国卫生署(Australian government department of health and ageing)的澳大利亚传染病网络(the communicable diseases network of Australia)进行管理。

澳大利亚 2012—2013 年献血人次为 1 322 815。千人口献血率约 23,远高于我国。但澳大利亚存在联邦与州 / 特区的立法协作不协调等问题。

2012 年 7 月,日本有 47 个血站,设有 169 个分支机构(包括 124 个献血屋);流动采血车 291 辆;专用体检车 85 辆;献血者送迎车 98 辆;NAT 检测中心分布在东京、北海道、京都、福冈;有 10 个血站承担集中化检测任务。2002—2012 年,日本献血人次比较稳定,保持在 200 万升左右,千人口献血率达到 40 以上。

第三节　近年来国外血液立法关注的主要内容

一、血液产品的准入

1989 年澳大利亚依据医药管理法案成立医药产品注册局(the Australian register of therapeutic goods,ARTG)。法案要求澳大利亚医疗产品、进口或出口的药品都必须经由注册局审批。审批的药品需由发起公司提出申请,申请材料包括产品质量、安全性以及效果相关数据。

澳大利亚药品管理局开展一系列的评估和监控工作以保障澳大利亚药品达到可接受的标准,并致力于确保澳大利亚及时获得先进的医疗技术。药品管理主要包括上市前的评估、上市后的监控和标准执行情况、许可澳大利亚制造厂商、核实海外制造厂商执行标准与澳大利亚执行标准的一致性。

澳大利亚生物制品咨询委员会(ACB)将会为原卫生部长或卫生与老龄化部门秘书长提出相关建议与意见。主要包括:哪些生物制品能纳入 ARTG;纳入 ARTG 中药品相关的变化与更新;删除或加入生物制品名录到 ARTG;其他任何与生物制品相关、与澳大利亚生物制品咨询委员会相关的事务。该咨询委员会包括 12 名成员,这些成员分别是以下领域的专家:传染病、细胞治疗与组织工程学、器官、细胞与干细胞移植、血液产品、临床、流行病与生物统计学、毒理学、消费者问题等。

美国对血液产品准入的做法是根据 Title 21,CFR,Part 607. 实施血液与血液产品机构的登记注册制度（blood establishment registration and product）。具体产品列表情况见表2-1：

表2-1　美国血液产品列表（浅灰色为勾选区域）

卫生与公众服务部
食品和药物管理局
血液产品机构注册和产品列表

11. 产品　□同种异体　□自体同源　□定向	采集(.1)	手工单采(.2)	机采(.3)	制备(.4)	去白细胞(.5)	照射(.6)	献血者复检(.7)	检测(.8)	储存和分配(.9)
1　全血									
2　红细胞									
3　冰冻红细胞									
4　去甘油红细胞									
5　复壮红细胞									
6　复壮冰冻红细胞									
7　复壮去甘油红细胞									
8　抗血友病因子冷沉淀									
9　血小板									
10　白细胞/粒细胞									
11　血浆									
12　去冷沉淀血浆									
13　新鲜冰冻血浆									
14　液态血浆									
15　治疗性置换血浆									
16　原料白细胞									
17　原料血浆									
18　回收血浆									
19　诊断用血液产品									
20　血站试剂									
21　其他									

二、血站认证

目前,世界各国和地区的血站情况如表2-2:

表2-2　世界各国(地区)献血机构

序号	国家和地区	血站
1	澳大利亚	Australian Red Cross Blood Service
2	加拿大	Canadian Blood Services, Hema-Quebec
3	中国香港	Hong Kong Red Cross Blood Transfusion Service
4	中国台湾	Taiwan Blood Services Foundation
5	丹麦	Blood donorernei Danmark
6	埃及	National Center for blood transfusion
7	爱沙尼亚	Verekeskus Estonian Blood center
8	芬兰	Suomen Punaisen Ristin Veripalvelu Blood Service of the Finnish Red Cross
9	法国	Etablissement Français du Sang(French National Blood Service)
10	德国	German Red Cross
11	印度	Sant Nirankari Mission, Indian Blood Services, Indian Blood Donors (Independent Online Blood Bank), Friends2Support (Independent Online Blood Bank), Marumalarchi Blood Donors Club (organized by Vaiko, a politician of Tamil Nadu, India), Chiranjeevi Blood Bank, Sushilindia (online Blood Bank of India), Veraval Voluntary Blood Bank, LUCY ("Let Us Care For You")
12	爱尔兰	Irish Blood Transfusion Service
13	以色列	Magen David Adom
14	意大利	Associazione Volontari Italiani Sangue(AVIS)
15	马来西亚	Pusat Darah Negara
16	墨西哥	Donavida A.C.(Donavida external website)
17	荷兰	Sanquin Blood Supply Foundation(Sanquin external website)
18	新西兰	New Zealand Blood Service (New Zealand Blood Service external website)
19	巴基斯坦	Murtaza Blood Bank Larkana, PakBlood, Pakistan Blood Donors Society, PRCS Blood Transfusion Service, Hussaini Blood Bank, Fatmid Foundation, National Hematology Centre and blood bank

续表

序号	国家和地区	血站
20	葡萄牙	Instituto Português do Sangue
21	波兰	Polish Red Cross
22	德涅斯特河沿岸摩尔达维亚共和国	Blood donation service in the Pridnestrovian Moldavian Republic
23	塞尔维亚	Institut za transfuziju krvi Srbije（Blood Transfusion Institute of Serbia in Belgrade），Zavod za transfuziju krvi Niš（Blood Transfusion Institute of Niš），Zavod za transfuziju krvi Novi Sad（Blood Transfusion Institute of Novi Sad）
24	新加坡	Singapore's Health Sciences Authority-Centre for Transfusion Medicine
25	南非	South African National Blood Service（SANBS），Western Province Blood Transfusion Service
26	瑞士	Blood donation service of the Swiss Red Cross
27	泰国	National Blood Centre
28	英国	National Blood Service，Northern Ireland Blood Transfusion Service，Welsh Blood Service（Gwasanaeth Gwaed Cymru，South，West and parts of mid Wales），Scottish National Blood Transfusion Service
29	美国	No centralized blood donation service is present. Only about half or less amount of the blood is collected by the American Red Cross while the rest is collected by independent agencies（most of which are members of America's Blood Centers）. The blood is collected from service members and civilians for the US military

美国血站的设置应根据联邦食品、药品和化妆品法案《federal food，drug，and cosmetic act》填写注册表单，获得执业许可。

美国食品和药物管理局（FDA）要求申请采集、制备与加工、存储血液及血液产品的血站都必须根据 Title 21，CFR，Part 607 要求进行注册登记。医疗机构的输血服务应获得 21 CFR 607.65（f）的认证。

美国血液相关的采供血机构根据产品及职能的不同，主要划分为以下9类：

（1）社区血库 community（non-hospital）blood bank。

（2）医院血库 hospital blood bank。

（3）单采血浆站 plasma center。

（4）产品检测中心 product testing center（包括两类：独立的或隶属于社区血库或医院血库）。

（5）医院输血中心 hospital transfusion services（包括两类：获得医保报销与未获得医保报销）。

（6）成分制备中心 component preparation facility。

（7）采集室 collection facility。

（8）配送中心 distribution center。

（9）仓储／中介 broker/warehouse。

其中（6）~（8）可以由总公司设立，需提供总公司注册号码。

日本的血液工作是政府工作的一项重要内容，国家对血液的监管依据药事管理法律纳入药品管理范围。因此，血液工作的最高行政管理机关是厚生省的药务局，其主要职责是负责采血及供血业的取缔和献血机构的管理。在职权划分上，中央负责全国采血机构的规划设置，制定采供血目标计划，审批血站（包括血液中心、献血室），核发采血许可证。地方负责辖区内采血机构的规划设置，制定本地区采供血目标计划，对血站的设置进行初审并上报中央，核发供血许可证。红十字会负责血站的日常行政管理和献血工作的组织推进。

三、人员认证

澳大利亚规范采供血人员准入。为促进卫生人力流动，保障医疗安全和质量，减少重复鉴定和注册，2008 年 3 月，澳大利亚政府委员会决定建立一个独立的国家注册和认证系统。在政府完成相应的立法程序后，2010 年 7 月 1 日，澳大利亚卫生从业者管理署（Australian health practitioner regulation agency，AHPRA）正式成立，机构的职能是负责统一管理全国 10 个卫生专业的执业注册和职业资格认证，具体注册和认证工作由国家 10 个专业协会组织实施，避免了不同州之间重复的注册和认证，使医务人员能便捷地在各州市之间流动执业。

美国血站按业务流程，一般都设置有独立的宣传招募、采血、检测、发血和后勤保障等部门。目前，随着集中化检测和集中化分离工作的深入，一些血站的检测和成分分离部门也逐步趋向集中化。因医护人员稀缺且费用很高，美国的采血人员的文化程度一般为高中毕业，他们在接受了 3 个月培训并考核合格后即可上岗，采血现场按工作需求配备一定比例的注册护士；也有部分州（如新泽西州）的法律明确规定，采血人员必须具有护士资格。实验室检测人员则需要相关理化检验的资质证明。

四、集中化检测与认证

根据美国血站设置看,不同的机构承担不同的职能。具备检测职能的中心负担主要的检测任务,其他的机构则无检测职能。

2012 年,日本 NAT 检测中心分布在东京、北海道、京都、福冈;有 10 个血站开展集中化检测工作。

五、血液质量飞行检查

在血液质量控制方面,欧盟的做法是根据欧盟 Commission Directive 2005/62/EC,欧盟内的血站必须按照法律要求开展自查,自查是质量管理系统的重要部分,不同类型的血站实施不同的自查方案。

英国的州秘书处主导血站的常规督导检查,至少每两年检查一次。检查目的是检查血站是否遵循相关规定,在实施这些规定中遇到的问题;秘书处也对医院血库进行检查,以保障这些医院和相关负责人遵守规章条例,识别条例实施中遇到的问题。秘书处会根据条例的规定,任命专员负责督导检查。

日本的质量控制基于药事法《pharmaceutical affairs law》、生物制品加工及药品质量控制最低标准的内阁条例《ministerial ordinance on regulations for manufacturing control and quality control of drugs and the minimum requirements for biological products》。用于输注的血液产品作为药品必须接受以下程序的质量控制:一是原材料等相关材料的验收检查(acceptance inspection),此处的验收检查不包括血袋的质量检查(血袋的质量检查见后);二是成品的样本检测(sampling inspection)以确认产品质量;三是综合检查与产品质量相关的质量检测结果确认,包括捐献的血液的检测。此外,参照 GMP 标准对血站进行技术方面的调查与监督。

日本红十字会从 2002 年开始实施血袋、血液成分中白细胞计数检测的集中化质量验收检测。为防止输血不良反应的发生,日本红十字会开始供应去白细胞血液成分(supply pre-storage leukocyte reduced blood components)。2004年 10 月,单采开始去白细胞;2006 年单采中血液分离的新鲜冰冻血浆开始去白细胞;2007 年 1 月,全血中分离的血液成分都需要去除白细胞。

六、输血不良反应报告系统

澳大利亚血液管理指南中提出输血不良反应的处理基本原则是:识别、做出反应并及时上报。根据不良反应的程度采取不同的措施,并将不良反应事件的上报和分析作为质量管理改进的重要工作。该指南建议:

医疗服务必须配备相应的管理、上报不良反应事件及未遂事件(near miss

events)的政策：

(1) 教育、培训和评估员工识别不良反应事件并做出正确反应的能力；

(2) 具备不良反应事件后续观察与跟踪情况的文档记录；

(3) 对输血不良反应实施管理的指南；

(4) 本地管理系统、州或国家血液预警系统中输血不良反应事件的上报程序；

(5) 审查输血不良反应事件及未遂事件的机制；

(6) 要求将输血不良反应事件报告给输血服务提供者或血液制备者。

日本为保障上市后药品的安全,根据卫生与劳动保障福利部门(the ministry of health,labor and welfare)制定的药品不良反应预警(GVP 标准)实施血液产品的安全管理。不良反应信息主要包括发热、荨麻疹、过敏性休克、输血急性肺损伤(TRALI);感染报告包括乙型肝炎病毒(HBV)、丙型肝炎病毒(HCV)疑似病例及细菌感染。报告的提交包括两种方式:医疗专业技术人员向红十字血液中心汇报或直接上报卫生与劳动保障福利部门。此外,为了实施输血后感染的追溯等研究以及血液产品安全的评估,目前冷冻的样本需保存 11 年。

国家血液预警委员会成员包括日本红十字会、国家疾病感染研究所、主要的大学医院的血液相关部门。

七、原料血浆的供应与保障

澳大利亚由治疗用品监督局(TGA)发布的澳大利亚处方药规则,其中附件第九部分:人血及血浆药用衍生物政策的规定,将血浆制品纳入药品监督。

日本血液纳入了药品管理范围。日本临床用血全部来源于无偿献血,但是至今也仍然是有偿用血。输血等同于用药,需要支付药费。2011 年,一袋200 毫升的人体全血液定价 7933 日元(约合人民币 653 元)。

八、血液成分产品质量的要求

美国血液成分产品管理要求为 CFR-Code of Federal Regulations Title 21,第 606 部分,现阶段血液与血液成分的 GMP 要求(current good manufacturing practice for blood and blood components)。该要求包括定义、机构和人员、设施与设备、生产与流程控制、标签要求、实验室控制与记录报告的要求等几部分。

英国在血液与血液成分的要求主要体现在《血液安全和质量规范》(blood safety and quality regulations)。该规范的第四部分:血液和血液成分的贮存、运输和发放。(part 4:storage,transport and distribution conditions for blood and blood components)与第五部分:血液和血液成分的质量和安全要求(part 5:quality and safety requirements for blood and blood components)。规定了如白细胞含量

每个单位需少于 1×10^6 等要求。此规范是实施欧盟 2003 年议会与理事会制定的 2002/98/EC 导则(Directive 2002/98/EC),规定了血液采集、检测、制备、存储与配送血液与血液成分标准的具体办法。英国也执行欧盟 Commission Directive 2004/33/EC 中规定的血液相关的技术标准。

九、血液安全相关设备和试剂的要求

美国 FDA 血液要求中有关设备与试剂要求的法律法规主要包括但不仅限于以下几个方面:

1. 自动血细胞分离设备运行原则要求(class ii special controls guidance document: automated blood cell separator device operating by centrifugal or filtration separation principle) 这些设备属于二类特殊控制的设备,需要识别对医疗卫生的风险和特殊管理的要求。任何改变均需根据 section 510(k) of the Act 要求。同时要求在年报中作不良事件信息报告(medical device reporting, MDR)。

2. 血站计算机系统的用户认证指南《guidance for industry:blood establishment computer system validation in the user's facility》 该指南描述了血站计算机系统及软件包含的内容、认证方式、认证范围、风险评估、认证程序、认证报告等内容。

3. 血型试剂评估建议的方法 (draft recommended methods for blood grouping reagents evaluation)、识别和使用统一的血液及血液成分标签的指南《guidance for industry:recognition and use of a standard for uniform blood and blood component container labels》、计算机交叉配血指南、西尼罗病毒实验室诊断的血清学试剂要求等。

世界卫生组织也针对输血服务的设备与试剂提出了相关的要求(basic equipment at centers and basic reagents at centers,equipment specifications, reagents specifications)。

第三章

《献血法》实施后的评价

第一节　立法后实施效果

为深入贯彻落实《献血法》，国家卫生行政管理部门及地方各级政府积极响应，采取了多项举措来贯彻和推进《献血法》的实施。在以下四个方面取得了较为明显的进步和成绩。

一、法律层面

(一) 以《献血法》为上位法的血液管理法制体系基本形成

为贯彻《献血法》，国务院卫生行政部门先后制定发布了《血站管理办法》《血站基本标准》《血站质量管理规范》《血站技术操作规程》等一系列规章、规范和技术标准，并不断地完善。

1999年1月，卫生部印发《医疗机构临床用血管理办法（试行）》。1999年7月，卫生部、中国红十字会总会颁布了《全国无偿献血表彰奖励办法》。2000年6月，卫生部印发《临床输血技术规范》。2000年12月卫生部修订颁布了《血站基本标准》。2001年国务院发布的《中国遏制与防治艾滋病行动计划（2001—2005年）》明确将加强血液安全作为控制经血传播艾滋病病毒的核心工作之一。在广泛调研、征求意见和多次论证的基础上，卫生部2005年又修订颁布《血站管理办法》。2005年12月，卫生部印发《采供血机构设置规划指导原则》。2006年4月卫生部印发《血站质量管理规范》，2006年5月印发《血站实验室质量管理规范》。2006年7月，卫生部印发《非血缘造血干细胞移植技术管理规范》和《非血缘造血干细胞采集技术管理规范》。2006年8月，卫生部印发《关于限期停止有偿机采血小板的通知》。2007年5月，卫生部印发《关于规范全国采供血机构从业人员岗位培训与考核工作的通知》。2007年5月，卫生部印发《关于进一步加强血液质量管理保障血液安全的通知》，要求各级卫生行政部门于2007年下半年开展对血站采供血执业情况督导检查。2012年和2015年，在《中国输血技术操作规程（血站部分）》基础上，组织专家修订印发《血站技术操作规程(2012)》《血站技术操作规程(2015)》。2013年5月国家卫生计生委在《采供血机构设置规划指导原则》基础上进行了修订,印发《血站设置规划指导原则》。2014年5月国家卫生计生委、中国红十字会总会和总后勤部卫生部组织对《全国无偿献血表彰奖励办法(2009年修订)》进行修订,印发《全国无偿献血表彰奖励办法(2014年修订)》。

《献血法》及其配套法规的颁布实施,基本形成了保证血液安全的法制体系(表3-1),促进了血液管理体系建设与法治建设,规范了血站的执业行为,对加强血站建设,提高采供血工作规范化、科学化管理水平,保障我国临床用血供应和安全,维护献血者和用血者合法权益上发挥了重要作用。血液管理法律体系的建立和不断完善是我国临床用血事业的重大变革,标志着我国血液管理工作进入了法治管理的新阶段。

表3-1 我国无偿献血立法体系

	规划/要求	无偿献血	一般血站	临床用血
法律	《中华人民共和国献血法(1998)》《中华人民共和国刑法(2006年修订)》《中华人民共和国传染病防治法(2013年修订)》《中华人民共和国侵权责任法(2009)》			
法规	《艾滋病防治条例(2006)》		各省、自治区、直辖市颁布的献血法实施细则或办法	
规章	《血站设置规划指导原则(2013)》	《全国无偿献血表彰奖励办法(2014)》	《血站基本标准(2000)》	《医疗机构临床用血管理办法(2012)》
			《血站管理办法(2005)》	
			《血站质量管理规范(2006)》	《临床输血技术规范(2001)》
			《血站实验室质量管理规范(2006)》	
			《血站技术操作规程(2015)》	
文件	《卫生部关于进一步加强医疗服务与血液安全监督工作的通知(2008)》	《关于做好方便无偿献血者及相关人员异地用血工作的通知(2012)》	《全面推进血站核酸检测工作实施方案(2013—2015年)(2013)》	
	《卫生部办公厅关于进一步加强血液管理工作的通知(2009)》	《关于进一步加强无偿献血工作的通知(2011)》	《国家卫生计生委办公厅关于血站加强寨卡病毒防范工作的通知》	
	《关于进一步加强血液管理工作的意见(2015)》	《国家卫生计生委办公厅关于启用新版无偿献血证的通知(2016)》	《关于做好血站核酸检测工作的通知(2015)》	

(二) 地方立法的实践及制度创新

随着《献血法》的颁布实施，各省市相继召开贯彻《献血法》的工作会议，制定行动方案，督导无偿献血工作的落实，查处违法犯罪行为。各级地方人大或政府也相继建立了贯彻实施《献血法》的配套办法、实施细则及相应的地方性法律法规。截至 2017 年底，全国 31 个省（自治区、直辖市）均已颁布了献血条例或实施办法，其中 18 个省（自治区、直辖市）已完成首次或二次修订。此前地方性立法一直处于空白的西藏和青海已分别于 2015 年和 2017 年出台了《西藏自治区实施〈中华人民共和国献血法〉办法》和《青海省实施〈中华人民共和国献血法〉办法》，保证了《献血法》在地方实施层面的全面落地。部分地区还针对目前我国现行《献血法》中存在的一些局限性，开展了制度性的探索和建设。如 2013 年 3 月 1 日开始修订实施的《宁波市献血条例》就明确规定，宁波市将为无偿献血者提供免费意外保险。这一做法在制度建设上为保障献血者的合法权益提出了新的模式，其本意旨在刺激和鼓励更多人加入到无偿献血的队伍中来，体现"我为社会，社会为我"的社会管理理念以及法律对于社会公正的追求。浙江和江苏两省在地方条例中规定荣获国家无偿献血奉献奖的献血者，均可凭相关证件享受"三免"政策，即免公共交通费、免公园门票费、免非营利性医疗机构门诊诊查费。《海南经济特区公民无偿献血条例》等地方条例也在献血者献血后休假等多个方面对现有《献血法》进行了突破和延伸，其本意也是更有利于采供血工作的开展，保障献血者的权益。

大量的地方政府规章和规范性法律文件有效地保障了《献血法》的顺利实施。地方机构的立法实践，特别是各类法律文件在《献血法》指导思想基础上的不断修订和完善，更是为我国血液管理立法体系的发展带来了启示并积累了丰富的实践经验。

二、管理层面

(一) 促进财政加大投入，加强采供血服务体系和能力建设

《献血法》实施后，为切实保障血液安全，2001 年国家启动了血站建设项目，中央和地方共投入 22.5 亿元，用于全国 318 个血站和 119 个中心血库的基本建设、设备配置，填补了我国西部大部分地区无血站的空白，极大地改善了血站硬件设施。"十一五"期间卫生部继续通过中央转移地方支付项目向地方拨付 1.67 亿元用于加强血液质量安全管理，2010 年又专项投入 1.576 亿元用于开展血站核酸检测工作。这些年来，中央财政每年通过转移支付地方项目，安排专项资金支持各地加强血站服务能力建设、开展无偿献血宣传招募和血液质量控制等工作。2004—2013 年，中央财政通过转移支付地方项目，共安排项目经费 33 051 万元，支持血站加强服务能力建设。2015 年中央财政投入 10 亿元支持

血站采购核酸检测设备和实验室改造,实现核酸检测全覆盖。一些地方政府高度重视血液质量安全,投入专项经费,完善血站服务体系,改善血站基础设施条件,加快推进血站实验室、采血点的标准化建设,推进血站核酸集中化检测工作,血站采供血服务能力不断提高,血液质量安全和献血者的健康权益得到有效保障。

(二)推动建立政府领导、多部门合作的无偿献血保障机制

无偿献血是社会性工作,需要政府领导、多部门合作和社会各界共同参与。《献血法》实施以来,无偿献血工作已经成为一项保证血液安全、维护人民健康、倡导社会公德、弘扬奉献精神的民心工程和德政工程,国家有关部门已经将无偿献血工作纳入"全国文明城市测评体系"和"国家卫生城市标准",并完善评价指标。各省(自治区、直辖市)人民政府深入贯彻《献血法》,通过完善地方立法,切实履行政府职责,把无偿献血作为保护群众健康、推进精神文明建设、促进社会和谐进步的大事来抓,围绕保障临床用血的安全和充足供应,建立了政府领导,卫生、财政、发展改革、宣传、教育、文化、科技、公安、城管、交通等相关部门密切合作,共青团、红十字会等社会团体组织积极参与的无偿献血长效机制,有力地推动了无偿献血工作的健康有序发展。在2017年的全国血液安全督导检查中,全国有天津、四川、甘肃等17个省(自治区、直辖市)成立了无偿献血领导机构,统筹指导本省的无偿献血工作。辽宁、吉林、上海等25个省(自治区、直辖市)将无偿献血工作纳入政府目标管理或精神文明建设评价体系。无偿献血正逐步成为全社会倡导奉献精神、提高市民素质、提升城市形象和深化文明城市建设的一项重要内容。

(三)不断完善血站设置规划

按照加强统一规划设置血站原则,卫生部于2005年颁布了《血站设置规划指导原则》。各省份根据指导原则对本行政区域内的不合理的血站进行调整。福建、浙江等省会城市的血站进行了合并;河南、广西、吉林等取消了基层血站的设置。这些措施使得有限的资源得到了有效利用,血站建设的规模效应初步显现,进一步提高了血液质量的保障水平。截至2006年底,全国关闭和整合基层血站和中心血库387个。目前,我国基本形成了以省血液中心为龙头、地级中心血站为基础、基层偏远地区中心血库为补充的血站服务网络,血站服务半径逐步扩大,服务能力显著提高,为临床用血服务和安全提供了重要的基础保障。

为响应医疗卫生改革"保基本、强基层、建机制"的方针,进一步加强血站合理设置,指导各地做好血站设置规划,完善血站服务体系,2013年国家卫生计生委下发了《血站设置规划指导原则》,要求各省(自治区、直辖市)制订本区域内血站设置规划,合理布局,支持血站建设和发展,加强城市献血屋和县域储血点的建设,有条件的地区,要大力推进血站集中化检测,逐步建立形成"服务下沉、质检上收"的血站服务模式,保证采供血服务的发展与医疗服务需求增长幅度相适应。

三、社会层面

(一)进一步落实献血者权益保障

对于无偿献血行为,国家在大力倡导的同时,更为其提供足够的制度保障,以保障和维护人们自愿参与无偿献血的热情。《献血法》第十四条规定"公民临床用血时只交付用于血液的采集、储存、分离、检验等费用;无偿献血者临床需要用血时,免交前款规定的费用;无偿献血者的配偶和直系亲属临床需要用血时,可以按照省、自治区、直辖市人民政府的规定免交或者减交前款规定的费用"。为贯彻落实《献血法》第十四条有关规定,方便无偿献血者及其配偶和直系亲属异地用血,2012 年 5 月印发《卫生部办公厅关于做好方便无偿献血者及相关人员异地用血工作的通知》,以鼓励更多健康适龄公民参与无偿献血,营造无偿献血良好氛围,推动无偿献血事业健康发展。各地方政府也在《献血法》的指导思想下制定了一系列的献血地方政策,并将献血者的权益保障贯穿始终,如:北京实施了血费报销首接负责制,实现医院直接报销和邮寄报销服务,简化用血报销手续和流程;河北省实现了省内异地血费报销,并且将献血相关人用血后血费出院即报工作在全省 11 个地市 173 家联网用血医院全面铺开,这极大地方便了献血者及其亲属用血费用报销问题,进一步维护了无偿献血者的权益。昆明市红十字会在人道救助基金下设立专项公益项目,帮助那些因发生意外事故或住院治疗造成家庭困难的无偿献血者,只要因突发事件和疾病导致无偿献血志愿者经济困难的,都可以得到原则上不高于 1 万元的救助。从目前来看,这些制度在一定程度上有效地推动了我国无偿献血事业的发展,那些享受到无偿献血优惠政策的献血者及其亲属,愿意再次参加无偿献血,对于扩大自愿无偿固定的献血者队伍,起到了积极的作用。

(二)推动临床用血医疗保障制度

《中共中央国务院关于深化医药卫生体制改革的意见》中将"采供血"工作作为公共卫生体系建设的重要组成部分。各省积极探索将血液纳入医疗保障,逐步提高人民群众在医疗过程中对血液需求的保障。

(三)开展无偿献血表彰和公示制度

多年以来,原卫生部、总后卫生部和中国红十字会对涌现出的积极参与、关心、支持无偿献血事业的单位和个人予以表彰。大力弘扬他们无私奉献的精神和高尚的情操,树立全国无偿献血的典范,对号召全社会和广大公民参与和支持无偿献血工作起到了促进作用。在 2016—2017 年度全国无偿献血表彰中,无偿献血奉献奖 390 964 人,其中共有 70 891 人获得金奖,84 799 人获得银奖,235 274 人获得铜奖。其中个人奖获得者从 1988 年的 7 人,增加到 2017 年的近 40 万人(图 3-1)。

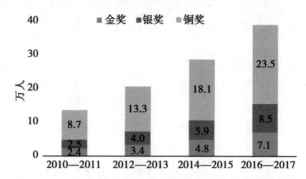

图 3-1　2010—2017 年度全国无偿献血奉献奖获奖人数

2005 年 2 月，卫生部首次通过新闻媒体和网站，对全国无偿献血比例进行公示，包括对个人无偿献血的表彰、对单位及先进省市的表彰（表 3-2）。公示制度引起了各地政府对无偿献血工作的高度重视，很多省市也纷纷仿效，将本地无偿献血情况进行社会公示，推动了当地的无偿献血工作。

表 3-2　1998 年以来全国无偿献血表彰情况表

| 年份 | 个人 | | | 无偿捐献造血干细胞奖 | 无偿献血志愿服务奖 | 促进奖 | | 先进省市 | | 先进部队 |
	金奖	银奖	铜奖			单位	个人	省	市	
1998—1999	—	—	386（奖杯）	—	—	18	9	46		—
1999—2000	288	233	642	—	—	25	31	49		17
2001—2003	1053	841	3070	—	—	277	—	79		17
2004—2005	3833	3188	10 167	—	—	109	19	1	100	18
2006—2007	14 203	9592	29 026	—	—	60	9	6	185	18
2008—2009	34 333	19 580	58 434	616	—	80	13	9	240	18
2010—2011	23 549	24 692	87 076	1151	5826	69	10	8	236	18
2012—2013	33 686	40 464	132 692	1435	6486	359	186	10	249	19
2014—2015	48 329	59 208	180 971	1527	7927	374	162	11	265	17
2016—2017	70 891	84 799	235 274	1641	9374	332	144	13	283	—

四、安全层面

（一）推动血液质量管理体系建设

我国血站质量管理的发展主要开始于 20 世纪 90 年代。1993 年 3 月 20 日卫生部 29 号部长令《血站和血液管理办法》的发布以及同年发布的与之配套的《血站基本标准》的出台，标志着我国血站的管理逐步走上了规范化的轨道。《献血法》颁布后，《血站和血液管理办法》经修订并更名为《血站管理办法（暂行）》，配套的《血站基本标准》也做了修订。这一个"办法"和一个"标准"的实施极大地推动了我国血站的管理水平,但它们在质量管理方面略显薄弱。2002年,卫生部开始按照世界卫生组织安全血液和血液制品四项方针,深入实施血站全面质量管理项目,加强血站实验室建设和临床用血管理,确保血液安全。2005年卫生部修订印发《血站管理办法》,在参考发达国家经验和结合我国实际的基础上,2006年颁布实施了与之配套的《血站质量管理规范》和《血站实验室质量管理规范》,使血站质量管理体系建设有了依据和指南。《血站质量管理规范》在血站质量管理体系的建设方面比过去的《血站基本标准》有了本质提高,为体系建立提供了系统的、明确的规定,在很多方面更具可操作性。这一质量管理规范体系既发挥了GMP的过程控制优势,也吸纳了ISO9000的标准化体系优势,具有中国输血行业特色。随着各级卫生行政管理机构对血液质量管理的重视,部分血站探索采用国际标准建立质量管理体系,输血标准化建设工作在质量管理领域已开始与国际标准化接轨。

(二)逐步建立和完善血液标准体系

血液工作是一项由献血者血管到受血者血管的系统工程,要降低输血风险、保障血液安全,就必须统一和规范采供血、临床输血等相关活动,就必须通过血液标准化予以制度保障。自《献血法》实施以来,输血行业标准体系正在得到持续完善,标准制修订工作进一步加强,针对采供血和临床输血各领域的关键标准已经建立并不断更新,有力地支撑了国内输血行业的发展(图3-2)。2006年卫生部制定了《卫生标准管理办法》(卫政法发〔2007〕228号),并设立了血液标准专业委员会具体负责血液的采集、制备、临床应用过程及与血液安全相关的卫生要求等卫生标准的制定。卫生部发布的《卫生标准"十一五"规划》(卫政法发〔2007〕217号)也对血液卫生标准做了详细具体的规划:"建立血液标准体系;制定血站质量管理、采血设施、冷链管理等系列标准;制定临床输血流程标准和评价标准;制定输血不良反应预防与控制相关标准"。血液

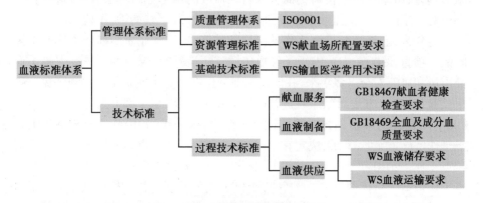

图3-2 血液标准体系

27

标准从 2002 年的 3 个,增加到目前的 8 个,其中国家标准 2 项、行业标准 6 项,数个相关血液标准也已在研制中。我国的血液标准体系以采供血和临床输血相关的技术标准为主体,以管理标准和工作标准相配套,兼顾国内采供血和临床输血活动对标准的现实需要,从质量管理体系、文件和记录管理、资源管理、业务过程管理、质量监控和信息化等多个视角对血液标准体系进行构建。

这些标准不仅有利于完善血液标准体系,而且为我国各级各类血站的采供血工作提供了更为全面、系统的技术指南和支持,有利于血液行业的可持续和协调发展。

(三)加强血液检测工作

2006 年颁布的《血站实验室质量管理规范》规定,将艾滋病病毒抗体(抗 -HIV)检测呈反应性的血液标本送交艾滋病病毒抗体检测确证实验室进一步确证,且实验室至少每年进行一次内部质量审核。2012 年卫生部在原《中国输血技术操作规程(血站部分)》的基础上重新编制了《血站技术操作规程(2012版)》,规定对 HIV 等可经输血传播感染的检测项目需采用不同生产厂家的检测试剂进行两次 ELISA 检测,或一次 ELISA 检测结合一次 NAT 检测,以此提高检测准确率,并最大程度减少窗口期的影响,保证血液安全。《血站技术操作规程(2015版)》又做出新规定,实施核酸检测试剂批签发之前,HIV、HBV 和 HCV 感染标志物采用 2 遍血清学检测和 1 遍核酸检测;实施核酸检测试剂批签发之后,HIV、HBV 和 HCV 感染标志物应采用血清学检测和核酸检测 2 种方法各 1 次检测。

目前,全国已基本建立起实验室室内质控和室间质量评价制度,各血液中心和中心血站已经全部参加了原卫生部或省级临检中心的室间质评,血液检测水平有了极大提高。各级血站都能够严格执行国家的有关规定,对每袋血液进行两次法定检测项目的检测。为了保证偏远地区临床用血安全,2001—2002 年,卫生部集中招标采购了 HIV 快速检测试剂,下发给当时因交通等因素影响,血站服务不能覆盖仍需自采自供血液的偏远地区基层医疗机构使用,要求对采集的每一份血液都必须进行 HIV 的检测,严禁漏检、不检。

近年来,血液核酸检测工作的开展和推广,是控制经血传播传染病感染风险的一项重要措施,大大缩短了经血传播疾病检测的"窗口期",更好保障了血液质量和血液安全。多年来,我国绝大部分血站一直单纯采用两次酶联免疫吸附试验(ELISA)方法对献血者进行筛查。2010 年初,卫生部办公厅先后下发了《关于开展 2010 年血站核酸检测试点工作的通知》和《2010 年血站核酸检测试点工作实施方案(试行)》,决定在全国 12 个省(市)15 家血站开展血站核酸检测试点工作。2010 年 2 月,卫生部组织召开"血站核酸检测试点工作会议",对试点工作进行了总体部署,在 11 个省市 14 家血站开展的核酸检测试点工作正式启动,作为防止经血传播疾病的重大公共卫生专项。2010 年 11 月,卫生部商财政部启动 2010 年血站核酸检测项目,制定了《2010 年血站核酸检测项目管理方案》,协调中央财政一次性投入 1.576 亿元,用于每省两台(套)以上核酸检测设备及配套设备的购置、人员培训、信息系统建设和国家参比实验室的建设,核酸检测试点工作逐步向全国省级血液中心推广和应用。在 2010 年底国务院下发的《关于进一步加强艾滋病防治工作的通知》中,明确要求"加强血液管理,保障临床用血安全""要在血站开展并逐步扩大核酸检测试点,提高血液筛查能力"。同时,卫生部组织制定了《血站核酸扩增检测技术规范》《血站核酸检测试点实验室技术指导意见》《血站核酸检测实验室技术验收表》等一系列核酸检测相关技术文件,这对于核酸检测试点血站完善质量体系文件,确保核酸检测顺利开展提供了有力支持。2012 年,国务院印发了《卫生事业发展"十二五"规划》,明确提出要"加强采供血服务能力建设。完善无偿献血服务体系,加强血站血液安全保障能力建设,积极推进血站核酸检测工作,提高血站实验室检测能力。到 2015 年,血液筛查核酸检测基本覆盖全国"。2013 年 4 月,国家卫生计生委下发了《全面推进血站核酸检测工作实施方案(2013—2015 年)》,要求分区域逐步推进血站核酸检测工作,到 2015 年实现全国核酸检测基本全覆盖,并按照东、中、西部地区,提出了每年的工作目标。在后续政策和经费的支持下,2015 年底实现核酸检测全覆盖。目前,我国血站已基本建立了与国际先进水平相接轨的血液筛查核酸检测方法和检测体系,在采供血系统内部培养了一批技术骨干和师资队伍,建设了规范化的临床基因扩增检测实验室,促进了血液检测水平和能力的提高,进一步保证了血液安全,有效地降低了经血传播疾病发生的风险。

2013 年 5 月,国家卫生计生委下发《血站设置规划指导原则》,要求统一规划辖区内血站,合理配置血站资源,逐步建立形成"质控上收、服务下沉"的血站服务模式,并首次提出血液集中化检测模式,建议依托血液中心或规模较大的中心血站建立集中化检测实验室,其他血站的血液检测工作由集中化检测实验室承担,以此加强各级血站的资源整合和规范化管理,确保临床用血安全、充足和有效。

(四) 规范临床用血,减少不必要的输血

2000 年以来,卫生部下发了《临床输血技术规范》,2002 年又将安全、科学用血的相关知识纳入到医师资格考试中,要求对新进入医疗机构的医生培训相关知识,弥补学习课程设置短缺的不足。同时,各地也加强临床合理用血培训和管理工作,一些地区已经建立临床用血评价和公示制度,督促医疗机构将临床合理用血工作纳入临床医疗质量管理,推进自体输血和临床微创技术的开展。为进一步加强临床用血管理,提高临床科学合理用血水平,保障临床用血安全和医疗质量,2012 年,卫生部印发《医疗机构临床用血管理办法》,要求各地加强医疗机构临床用血的制度建设、人员培训、临床用血评价和监督管理工作。北京、山西、河北、湖南、广西、四川、重庆等地纷纷成立省级临床输血质量控制中心,建立临床输血评价、公示制度。各级医疗机构将临床合理用血工作作为提高医疗质量,保障医疗安全的重要措施。北京协和医院、阜外心血管病医院、浙江大学医学院附属第二医院、四川大学华西医院等医院,建立了"临床用血分级管理制度""输血指征管理制度"、临床合理用血评价和公示等制度,大力推进自体血回输技术,在住院量和手术量大幅度增长的情况下,临床用血量下降。

第二节　立法后实施成绩

1998年10月1日,我国实施《献血法》,确立了无偿献血制度,标志着我国血液管理工作进入法制化轨道和新的历史阶段。在各级卫生行政部门、血站和医疗机构共同努力和社会各界广泛参与下,我国血液管理工作得到了长足的发展:建立了血液管理法律体系和血液安全管理制度,建设了横向到边、纵向到底、覆盖城乡的采供血服务体系,实现了从有偿献血向无偿献血的平稳过渡,血液供应能力不断增强,血液安全得到较好保障,血液管理工作不断取得新的成绩。

近年来,围绕建立无偿献血长效工作机制,完善血站服务体系,推进血站核酸检测和医疗机构临床合理用血等工作,加强制度建设,无偿献血人次和献血量的持续增长,临床合理用血水平不断提升。

一、无偿献血制度建立,临床用血完全来自无偿献血

《献血法》明确了我国"政府领导、多部门协作、全社会参与"的献血组织和保障机制。《献血法》实施后,各级地方人民政府积极履行对无偿献血工作的领导职责。截至2017年底,全国31个省(自治区、直辖市)均颁布实施了地方献血法规或实施办法,17省份成立了无偿献血领导小组,有力地推动了当地无偿献血的发展。一是不断完善无偿献血模式。推进团体无偿献血和街头流动无偿献血协调发展,推动无偿献血向企事业单位、高校、社区和农村延伸,鼓励各地由随机献血向预约献血转变。2017年全国团体无偿献血达到375.2万人次,较上年增长11.2%。二是做好无偿献血服务。坚持以献血者为中心,完善采血网点布局,建立异地用血报销制度。健全血站信息公开制度和开放日制度,保障献血者及公众知情权,主动接受社会监督,增进社会信任。三是加强无偿献血宣传动员。通过微信、微博、网站、手机移动客户端等新媒体创新宣传招募方式,大力开展"世界献血者日""红十字日"等纪念日主题宣传和献血者关爱活动,将无偿献血知识纳入学生健康教育范围,普及无偿献血知识,提高公民无偿献血意识。四是建立无偿献血激励机制。每两年开展一次全国无偿献血者表彰活动,对累计献血量达到4000毫升以上献血者以及做出突出贡献的个人和单位进行表彰,激发更多群众通过无偿献血传递爱心和社会正能量。2016—

2017年度,全国有近40万名献血者荣获"无偿献血奉献奖",较上届增长了近36%。无偿献血制度实施以来,我国血液供应和血液安全取得了长足的进步。

二、法律框架基本形成,采供血及临床用血管理逐步规范

通过多年来的制度修订,围绕血液安全、血液供应和合理用血等血液管理工作的核心内容,我国建立了以法律、法规、规章、规范、标准和指南为层次的血液管理法律体系,内容涵盖无偿献血、临床用血等领域。血液管理法律体系的建立为血液工作的开展提供了有效的法律依据,有效地改善了以往血液管理混乱的局面,并通过规范化的管理实施最大限度地降低了经输血传播性疾病的蔓延。血液管理以省、自治区、直辖市为区域进行统一规划设置血站、统一管理采供血和统一管理临床用血("三统一"),实现了国家层面科学指导、地方层面规范实施的管理模式,形成了政府主导、统一部署、卫生牵头、部门协作、社会参与的发展格局,并由有偿献血背景下的业务管理模式,变革、拓展为全面质量管理(TQM)、无偿献血管理、人力资源管理和血液信息管理等全新的现代综合管理模式。通过《献血法》的贯彻实施,"血液管理工作无小事"成为各级政府部门的共识,血液管理成为卫生部门的工作重点,血液管理工作取得了显著成效。

三、采供血服务体系基本建立,血液供应得到基本保障

国家在"十五"期间投入22.5亿元加强中西部血站建设,在此基础上逐步建立了横向到边、纵向到底、覆盖城乡的采供血服务体系。到2017年底,我国共有血站452个,其中设在省会城市的血液中心32个,设在地级市的中心血站321个,设在县级的中心血库99个,固定采血点1380个。在加强基础建设的同时,按照加强统一规划设置血站原则,各地对本行政区域内的血站进行调整和重新规划,使得有限的资源得到有效利用,血站建设的规模效应出现,进一步提高了血液质量的保障水平。如今,已初步形成以省级血液中心为龙头、以地市级中心血站为基础、基层偏远地区中心血库为补充的采供血服务网络,血站的质量管理和服务能力建设已经步入正轨,各地正逐步建立和完善以公民无偿献血为基础,社会团体和固定无偿献血者队伍为补充的血液供应保障机制,无偿献血和血站管理正不断迈向持续改进和不断完善的新台阶。截至目前,献血人次和献血量逐年上升,采供血服务基本满足了临床用血需求。

四、采供血服务能力不断增强,血液安全进一步提高

无偿献血队伍不断扩大,献血量持续增加。1998年,全国无偿献血人次仅为5万,2017年已达1459万,增长了290多倍;1998年全国献血总量不足1000吨,2017年已达4956吨,增长了近5倍。人口献血率由2008年的7.7‰

上涨至 2017 年的 10.9‰，已超过中等收入国家的 10.1‰以及世界卫生组织推荐的 10‰，这些指标均保持持续增长态势（图 3-3、图 3-4、图 3-5 分别为全国 2013—2017 年血液采集人次、血液采集总量及千人口献血率的统计情况）。

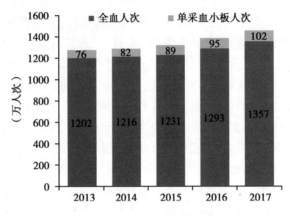

图 3-3　2013—2017 年血液采集人次

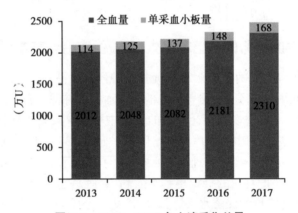

图 3-4　2013—2017 年血液采集总量

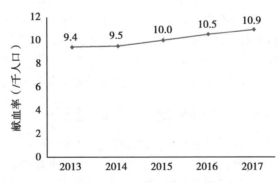

图 3-5　2013—2017 年全国千人口献血率比较

五、临床合理用血水平不断提升

为配合《医疗机构临床用血管理办法》的实施,2012 年,卫生部分片区组织开展医疗机构临床合理用血培训工作。同时,各地也加强临床合理用血培训和管理工作,一些地区已经建立临床用血评价和公示制度,督促医疗机构将临床合理用血工作纳入临床医疗质量管理,推进自体输血和临床微创技术的开展。"十二五"期间中国自体血回输比例增长 30%。到 2017 年,我国临床用血呈现出院患者人均用血量、手术台均用血量"双下降"的良好局面。

六、血液应急保障能力不断提高

扩大志愿无偿献血者队伍,保障血液临床供应是血液管理工作的重要内容。近年来,各级卫生健康行政部门和血站更加坚持"以献血者为中心"的采血工作理念,狠抓服务质量,将血站血液管理工作作为创先争优的重要内容,同卫生系统开展"服务好、质量好、医德好、群众满意"活动紧密结合,和践行党的群众路线教育实践活动紧密衔接,不断提高员工素质,提高服务意识,转变工作作风,以良好的精神风貌努力做到"热情周到迎接献血者、耐心细致回答献血者、精益求精服务献血者、诚心诚意感谢献血者",得到了广大献血者的充分肯定。

各地在提高对献血者服务质量的基础上,不断健全和发展团体无偿献血者队伍、固定献血者队伍、成分献血者队伍、稀有血型献血者队伍、应急献血者队伍和无偿献血志愿服务者队伍,形成了以社会团体和固定无偿献血者为基础的血液保障机制,血液保障能力不断提高。在严重自然灾害和重大交通事故等突发事件医疗救治的血液保障工作中,确保了血液安全和血液供应。在严重灾害的医疗救治和重大灾难事故血液保障工作中,确保应急事件临床急救用血的需求和安全,在突发事件血液应急保障当中也充分显示出中华民族"一方有难、八方支援"的优良传统和"血浓于水"的友爱温情。在 2008 年南方雨雪冰冻、汶川特大地震等严重灾害医疗救治,北京奥运会、庆祝新中国成立 60 周年等重大活动,以及"'7·23'甬温线特别重大铁路交通事故"等重大灾难事故血液保障工作中,政府有力领导,社会广泛支持,民众积极参与,圆满完成血液保障工作,确保应急事件临床急救用血的需求和安全,充分显示出我国血液应急保障能力的增强。

第四章

《献血法》修订研究

第一节 《献血法》修订的必要性和紧迫性

目前实施的《献血法》于 1996 年 12 月 15 日提交八届全国人民代表大会常务委员会第 23 次会议初审,1997 年 12 月 29 日第 29 次会议通过,1998 年 10 月 1 日正式实施。这部《献血法》借鉴了国外一些有益经验及法律制度,并从我国的具体国情出发,经过反复研究,比较慎重地处理了一些有争议的问题。《献血法》自 1998 年 10 月 1 日正式实施以来,基本达到了"保证医疗临床用血需要和安全、保障献血者和用血者的身体健康、促进社会主义物质文明和精神文明建设"的立法目的。短短的几年,我国的无偿献血工作就有了长足的发展,无偿献血逐步成为主流。《献血法》实施 20 年来,我国社会、经济以及医疗卫生事业不断发展,立法背景以及血液安全形势也随之发生变化,无偿献血工作面临着许多新情况、新问题和新挑战,现行《献血法》的部分制度和条款已经不能适应当前工作形势,亟须予以修订,以充分发挥其法律作用,完成其立法任务,实现其立法目的。

一、社会环境和需求发生了变化

《献血法》是在 20 世纪 90 年代制定的,距今已近 20 年。这 20 多年是我国改革开放高速发展的一段时期,社会经济高速发展,我国已从低收入国家迈入中等收入国家行列,国内生产总值位居全球第二并保持中高速增长,目前,人均收入超 8000 美元,财政收入、外汇储备达到了世界第一。当前,我国正在加快实施健康中国战略,公共卫生体系和医疗服务体系不断完善,基本医疗保障制度初步建立,国民健康水平持续改善。我国人均期望寿命、孕产妇死亡率、婴儿死亡率等 3 项健康指标已经位居发展中国家前列,达到了中高收入国家的平均水平。从"缺医少药"到"病有所医",中国人活得更长,身体更壮。目前,我国城乡居民健康水平显著提高。2017 年,人均期望寿命达到了 76.7 岁,孕产妇死亡率下降到 19.6/10 万,婴儿死亡率下降到 6.8‰,均居发展中国家前列。

近年来,随着医疗技术的进步,医疗保障水平的提高,医疗需求呈现"井喷式"增长,临床用血需求相应增加,血液供需矛盾凸显。2010年以来,各地结构性、季节性、区域性缺血现象时有发生,在医疗资源集中的大城市血液供需矛盾相对突出,影响了临床医疗工作正常开展,引起社会和舆论高度关注。2017年,全国医疗卫生机构总诊疗人次达81.8亿人次,比上年增长2.5亿人次(增长3.2%);入院人数达到24 436万人,比上年增加1708万人(增长7.5%),临床用血的需求量也在快速上升,社会对血液的需求也发生了巨大的变化。

部分地方政府未充分履行对无偿献血工作的领导职责,部门间无偿献血协调工作存在薄弱环节,部分地区的采血点规划设置与当地临床用血需求不相适应;无偿献血宣传动员还存在薄弱环节,公民献血积极性有待进一步激发。

二、立法背景和管理需求发生了变化

现行《献血法》是在20世纪90年代特定的历史条件下制定的一部法律,当时我国的采供血工作还是以个体供血为主,血液安全风险较大。在这一大背景下,为了保证医疗临床用血需要和安全,保障献血者和用血者身体健康,发扬人道主义精神,促进社会主义物质文明和精神文明建设,全国人大常委会制定颁布《献血法》。《献血法》的颁布实施,全面建立了无偿献血制度,有力地控制了艾滋病病毒等经血传播,为保障血液质量安全发挥了至关重要的作用。20年来,随着社会发展进步,人民日益增长的美好生活需要和不平衡不充分的发展之间的矛盾在血液管理工作中也不断凸显。

(一)血液安全管理工作的需要

近年来,人民群众对健康提出更高要求,我国的血液管理工作面临新挑战:一是临床用血需求还将进一步扩大,采供血工作的发展不能适应医疗卫生事业的发展需要。按世界卫生组织的标准,年人均血液供应量达到8毫升才能基本满足临床的需求。目前,发达国家的人均用血量已经达到了30毫升以上,我国香港地区人均用血量已经达到了14.8毫升,而我国内地2015年仅为2.9毫升,与世界卫生组织推荐的标准还有一段距离,季节性、偏型性血液供应紧张的情况时有出现。二是血液安全隐患仍然存在。受检测技术的制约,病毒检测"窗口期"传染风险是全世界各国面临的共同挑战。近年来,在我国经血传播艾滋病病毒的案例仍偶有报道。三是部分地区过度依赖政府下达献血计划模式带来的弊端,已阻碍了无偿献血的健康发展。一些地区和单位,为完成献血指标,不惜采取高补贴、放长假的"激励措施",或干脆花钱雇人献血,背离了《献血法》的初衷,也存在较大的安全隐患,影响血液安全。

(二)《献血法》自身完善的需求

由于社会环境的变化,法律本身也需要不断地发展以适应日益变化的社会发展需求。当前我国的无偿献血面临着新的问题,究其制度本身而言,缺乏了有效的监督和处罚机制,这一制度上的设计缺失与不完善使其在实施过程中出现了有法不依、执法不严等问题。目前,从制度上完善我国现行《献血法》,以使其更好地适应我国无偿献血事业发展的需要,已经成为当前我国迫切需要解决的一个问题。具体体现在以下 4 个方面:

1.《献血法》缺乏有效的监督和处罚机制 现行《献血法》未针对政府及相关部门依法履职建立有效的监督和处罚机制。《献血法》第三条规定"地方各级人民政府领导本行政区域内的献血工作,统一规划并负责组织、协调有关部门共同做好献血工作"。近年来的全国血液安全技术核查发现,本应由地方各级人民政府领导的无偿献血工作,在我国很多地区已经演变成卫生行政部门领导,个别地区甚至变成血站领导,在血液供应越紧张的地方这一现象越严重。由于缺乏有效的监督机制,这一现状长期得不到解决,制约了无偿献血工作持续发展。

2. 献血者权益保护制度有待进一步完善 从伦理上来说,在"血液事业必须建立在无偿献血的基础上发展,献血是互相帮助、无私奉献精神的体现,无论是在献血方面,还是在献血组织方面,都不能以金钱利益作为动机"已经成为普遍共识,而无偿献血也已经成为一种不可逆转的历史潮流的背景下,献血是一种绝对利公或至少是利他的行为,是一种利国利民的人道主义行为。尽管《献血法》规定了献血者可以免除临床用血费用,但对献血者出现严重献血不良反应等情况,未建立风险分担机制,需要在顶层制度方面予以完善,最大可能地保障无偿献血者的合法权益,维护和保障其对于无偿献血的热情。

3. 献血者激励和保留政策需要进一步完善 世界卫生组织倡导无偿献血来自于自愿捐献者,安全血液则来自于固定献血者。为鼓励更多献血者定期献血,《献血法》规定"各级人民政府和红十字会对积极参加献血和在献血工作中做出显著成绩的单位和个人,给予奖励"。各地在贯彻落实《献血法》过程中,探索了一些好的经验,如浙江、江苏等省份修订了《献血法》实施条例,对于献血量超过 4000 毫升的献血者实施"三免"(免公立医院挂号费、免政府办公园门票、免公交费)政策;云南省昆明市设立"无偿献血爱心助学基金",资助热爱公益事业的贫困大学生完成学业等。地方的这些经验有待在《献血法》修订中采纳推广。

4.《献血法》部分条款规定不够严谨,导致执行中发生偏离 如现行的《献血法》为保障公民临床急救用血的需要,制定了"互助献血"这一应急制度,即"为保障公民临床急救用血的需要,国家提倡并指导择期手术的患者自身储血,动员家庭、亲友、所在单位以及社会互助献血"。从立法目的上来看,这一制度不失为一项好的应急保障性制度,它作为无偿献血的一种补充形式,体现了我国《献血法》在制度设计上的机动灵活性,可以让医疗部门更灵活地应对临床用血不足的危急情况。然而近年来,受多种因素综合影响,部分地区将"互助献血"作为一项无偿献血日常招募手段,强迫患者组织亲友献血,滋生了血液买卖现象,背离了《献血法》规定的自愿、非买卖的献血原则,增加了血液安全风险和患者就医负担。

此外,现行《献血法》实施以后,国务院未颁布实施办法,存在一定的法律衔接障碍。

三、血液安全面临的风险发生了变化

20 年来,随着社会的发展,血液安全所面临的形势和挑战也在不断地变化,具体有以下几个方面:

(一) 主观风险转化为客观风险

《献血法》实施前,由于法律制度不尽完善,管理和执法机制也不够健全,血液安全风险主要是主观风险。有些不法分子在经济利益的驱动下私设血站、违规采血、有的甚至违法强制性采血等,这些违法违规的现象主要是人为造成的,血液安全的风险来自于这些不法分子主观违法违规所产生的风险。《献血法》实施后,全国人民代表大会在《刑法》修订过程中,将非法采供血写入了刑法,有效防范了血液安全风险。同时,我国各级政府和相关部门严格执法,加强检查和监督,加大处罚力度,打击非法采供血和违法导致的血液安全事件。在这一形势下,血液安全中主观的人为风险在逐渐降低。目前血液安全的风险主要来自于各类客观风险,如新发输血相关病原体等尚未列入血液常规筛查的病原体所导致的输血相关疾病发生。

(二) 责任风险转化为技术风险

《献血法》实施前,我国血液安全风险主要是责任风险。在采供血工作中,工作人员没有按照相关的法规、相关的要求来严格执行,没有尽到自身应尽的责任,导致血液安全受到影响。个别地区还存在由于工作人员的责任心不足,导致受血者通过输血感染输血相关传染性疾病等现象的发生,这一系列问题主要是由于工作人员不够尽责,管理监督人员监督力度不够所导致的。《献血法》实施后,各级政府及相关部门开展各种形式的检查和监督,血站加强了对工作人员的培训,血液安全的责任风险已经降低到很低的程度。世界卫生组织发布的《全球血液安全与供应报告》显示,我国血液质量安全水平已居全球前列。随着人们经济生活的高速发展,社会呈现多样性发展状态,高危献血人群也在不断增加,同时,由于病毒检测"窗口期"及检测试剂、检测方法等技术层面存在的客观局限性,输血传播疾病残余风险仍在一定程度上存在并呈现出日益复杂的特点。目前,我国血液安全的风险已由《献血法》实施前的责任风险防范转变为技术风险的防范,血液安全技术风险的防控仍面临着较大的挑战。

(三)系统风险转化为产品风险

《献血法》实施前,由于我国血液安全的法制体系尚未形成,采供血工作中缺乏相应的法律依据和完善的规范指导,我国的血液安全表现为系统性风险,这种风险在采供血工作的各环节都有可能存在,从非法设立血站,到不按规定进行检测,到血液输注错误等案例均有发生。《献血法》实施后,国家卫生行政部门先后颁布并实施了《血站管理办法》《血站质量管理规范》《血站实验室管理规范》等一系列规章和规范,形成了血液安全保障的法制体系,提高了血液安全的法治水平,血液安全体系风险已基本消除。目前,我国血液安全的风险主要来自产品的风险,也就是单一的、散在的、零星发生的某一血液产品上的风险。

四、部分未开展的工作需要法律层面的修订来推动

血液安全是一个需要全社会参与和共同努力才能做好的一项工作,很多工作还需要财政、物价、城建等多部门的共同合作和参与,仅依靠卫生行政部门的努力是不够的。因此,这些影响到血液安全的工作通过法律层面的规定可以很好地实现多部门的合作,切实形成长效工作机制。在目前我国现阶段的发展条件下,主要有以下几方面的工作需要通过法律顶层设计才能较好的实施。

(一)血液筛查的动态调节机制

血液检测是保证血液安全最重要的一个环节。由于血液筛查策略的变化需要财政、物价等多部门的参与才能解决,目前,我国实施的血液筛查策略已经多年没有调整,不利于进一步降低血液安全风险,具体有以下两个方面:

1. 新发现的经输血传播病原体数量不断增加 随着社会的发展,输血相关新发再发病原体也不断增加。为了保证血液安全,目前美国检测病原体或项目多达 15 种,加拿大为 8 种,德国为 9 种,日本为 10 种。而我们目前的血液安全筛查策略受血液价格、监测能力控制等因素影响,仍沿用 20 世纪 90 年代初建立的标准:仅检测世界卫生组织要求的艾滋病病毒(HIV)、乙型肝炎病毒(HBV)、丙型肝炎病毒(HCV)及梅毒螺旋体 4 种病原体。随着中外交流与合作的广泛开展,需要加强境外输入性经输血传播疾病监测,根据监测数据适时调整病原体检测项目。

2. 检测技术和方法需要不断更新 在中央财政的支持下,我国已经实现血站核酸检测全覆盖,显著缩短了病毒检测"窗口期"。当前,我国血液筛查的检测方法为一遍核酸检测加上一遍酶联免疫法检测(在国家药品监管局对核酸检测试剂实施批签发制度之前,使用两遍酶联免疫法检测)。研究数据和部

分西方发达国家实践显示,在血液检测中,化学发光法相对于酶联免疫法具有一定优势。在我国血液筛查检测试剂中,尚无化学发光检测试剂。

综上,血液筛查策略不能是一成不变的,要根据各地经血传播病原体的流行情况、输血传播疾病的危害性等不断变化和更新,只有这样才能最大程度保证血液安全,维护人民群众的健康权益。而且血液筛查策略还要考虑到检测成本、财政投入、支付能力等多方面因素,需要多部门多行业的共同合作,这些需要在法律上完善顶层制度设计。

(二)血液及相关产品生产制备的准入

近年来,血液产品准入一直是各国关注的重点。随着输血医学的发展,临床应用的血液产品品种在不断更新,新产品新规格也在不断出现。我国现有各级各类血站四百多家,有年采血量上百吨的血液中心,也有年采血量不足 1 吨的小型血站。这些血站特别是小血站是否能保质保量地生产制备血液成分产品,是否有相适应的技术水平和能力,是否有相适应的硬件条件和设备设施,这些都成为不能忽视的问题。目前我国尚未对血站生产制备的各种血液产品设置准入门槛,对于血液各类添加剂的使用也没有相应的法律规定,在符合相关血液技术标准的基础上,各级各类血站可以直接引入新技术、新产品,存在潜在安全风险或隐患。近年来,国家加大了对新药的审批和准入审核,对食品添加剂也有了严格的规定,作为直接输入静脉的血液,理应比食品、药品有着更高更严格的要求,通过立法规定血液的产品准入是必要和及时的。

(三)血站运行保障机制

血站是公益性事业单位,其日常运行和发展离不开地方政府的支持与保障。特别是随着健康中国战略的实施,医药卫生体制改革不断深化,分级诊疗制度的建立健全,县级医院将承担更多医疗服务任务,临床用血需求将不断增加,各级血站亟须加快发展步伐,以保证血液供应与血液质量安全。目前,部分血站的基础设施有待完善、设备亟须更新,人才队伍建设有待加强,覆盖县域的采、储血点网络布局有待进一步完善。特别是受财政"分灶吃饭"、机构及人员编制分级管理的制约,中小血站的运行效率和保障能力有待进一步提升。

(四)血液安全监控体系的建立

针对血液供需矛盾和输血传播疾病风险,发达国家普遍建立专门机构,开展血液安全风险监测、技术研究等工作,起到了良好效果。如法国建立了国家血液安全中心,承担国家血液安全监测与预警、输血技术进步、科学研究和国际合作等职能,实现了全国血液的统一调配、集中化检测和制备,形成了管理规范、技术先进和高效运行的输血服务体系。为应对潜在的血液安全风险,我国需要借鉴国际经验,建立国家血液安全中心,完善和强化血液管理体系,围绕国家血液安全面临的重大问题和挑战,开展风险监测、献血宣传与服务、技术研究、教育培训和信息管理等工作,为血液质量安全和血液供应提供技术支撑、决策支撑和服务保障,进一步提升我国血液安全水平。

(五) 输血不良反应监控体系的建立

输血不良反应监控业务的开展基于对采供血、临床用血以及血液管理过程中与输血安全相关信息的收集、分析和评估。覆盖从献血者到受血者的整个输血链,涉及采供用血质量体系中各个环节的控制与持续改进,以及建立在血液数量预警基础之上的血液供应保障度提升。法国在出现血液安全丑闻事件后,于 1994 年率先建立了基于输血不良反应监控的血液预警系统(Haemovigilance)来监测血液安全。随后英国、美国等发达国家均建立了血液预警系统,输血不良反应导致的严重事故逐步降低,输血传染病的发生得到有效控制。由于输血不良反应监控涉及血站、医疗机构、卫生行政部门以及血液及相关产品供应商等,只有通过法律层面上的规定,才能有效实施并建立长效机制。输血不良反应报告不应仅限于技术规范,还需提高立法级别,在《中华人民共和国献血法》或相关法律中有所规定,明确报告主体(如病人的主管医生)及其职责、报告范围、报告时限等,使输血不良反应监测工作有章可循,并加强行政指导与监督,提高其执行力。

五、部分已开展的工作需要法律的修订来完善

(一) 采供血人员的准入

目前,我国采供血工作人员队伍结构持续优化,如图 4-1、图 4-2、图 4-3 为 2013—2017 年全国血站工作人员学历、人员构成及职称情况,可以发现近几年输血行业的工作人员在学历水平上得到了极大提高,本科学历占比逐年提高;

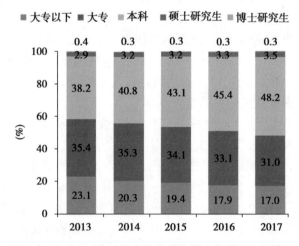

图 4-1　2013—2017 年全国血站工作人员学历占比情况

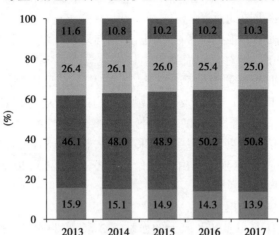

图 4-2 2013—2017 年全国血站工作人员构成情况

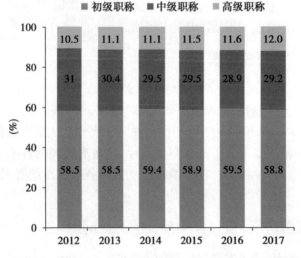

图 4-3 2013—2017 年全国血站工作人员职称占比情况

在人员构成上,注册护士比例有所增加;在职称方面,高级职称比例也逐年增加。但整体来说,从业人员队伍还有很大提升空间,从数据中也不难看出大专及以下学历仍然占到总人数的一半,硕士及以上学历人数占比较少且增加幅度不大;执业(助理)医师和检验人员比例有小幅度的减小,中级职称人员比例也呈逐年减少的趋势。因此,输血行业工作人员专业技术水平和素质还需提高,人才队伍建设有待加强,服务水平也有待提高。加强对该类专业群体的教育和培训,并建立有效评估机制,对从业人员进行严格准入,才能有效解决整体学历水平较低、高级人才缺乏的情况。这对提升我国采供血服务能力,保障人民健康安全有着重要的意义。

国家医学考试中心根据国务院《中国遏制与防治艾滋病行动计划(2001—2005年)》关于"2002年对全国血站卫生技术人员进行考核,实行执业资格制度"的规定设立,并根据原卫生部《关于对血站人员进行岗位培训和考核的通知》(卫办医发〔2002〕41号)以及《关于规范全国血站从业人员岗位培训与考核工作的通知》(卫办医发〔2007〕89号)有关要求进行组织和实施,实施10余年来取得了很好的效果,规范了我国采供血从业人员的行为,为保障血液安全提供了人才支撑,但这项工作由于没有上位法依据,已于2016年取消,改为各血站自己组织培训和考核。

(二)集中化检测的推广

目前我国拥有中心血站及以上的血站452家,实验室有332个。而美国红十字会有血站150余家,而开展检测的实验室仅有5个。与美国相比,我国血液检测实验室过多,部分血站实验室规模小、设备老旧、技术人员配置不足。2013年5月国家卫生计生委印发《血站规划指导原则》,明确要求推进集中化检测,但由于缺乏上位法依据,成效不明显。

六、依法执政的需求

《中共中央关于加强党的执政能力建设的决定》对坚持依法执政、提高依法执政水平提出了新的更高的要求,督促、支持和保证国家机关依法行使职权,在法治轨道上推动各项工作的开展,保障公民和法人的合法权益。依法执政在血液安全领域要求完善法律制度设计,将血液管理的各项工作都纳入法制轨道,提高依法办事能力,在法治轨道上推动各项工作的开展,实现有法可依、有法必依、执法必严、违法必究的目标。

七、《献血法》实施过程中存在的其他问题

(一)《献血法》中技术性指标制约了发展

《献血法》中规定了每次献血量不可以超过400毫升,两次献血间隔期不能小于6个月等技术性内容。而随着科学技术水平的发展,从早期的全血捐献,现在已经可以开展成分献血,由于成分献血与全血捐献有着本质上的不同,对献血者的影响也不一样,因此,献血量和间隔期也不同。如血小板捐献,献血量可以达到2.5×10^{11}毫升,献血间隔期可以缩短到2周等。这些技术的推广应用一定程度上受到了《献血法》的制约。

国家标准化管理委员会和卫生部已于2011年颁布了国家标准《献血者健康检查要求》(GB18467-2011),对献血者的年龄、体重、血压等各项标准进行了规

定,对捐献全血和成分血也有了更细的要求,已成为目前献血者筛查的主要技术类依据。参考国外做法,对献血者的年龄等要求也通常使用标准来规定。因此,献血量等技术性内容建议在国家卫生行业标准中制定,而不在法律中进行说明。

(二)献血奖励标准不统一引起了关注

目前,我国各省制订的《献血条例》《献血办法》等,对无偿献血者奖励的标准不统一。如本人可终身享受免费用血的献血量,各省的规定是:①贵州,个人累计无偿献血400毫升;②江苏、四川,个人累计无偿献血800毫升;③湖南,个人累计无偿献血900毫升;④安徽、陕西等省,个人累计无偿献血达1000毫升。因此,应在《献血法》中规定全国统一奖励标准来鼓励市民积极献血。

(三)解决血站富余分离血浆再利用的法律依据

近年来,随着临床输血技术水平的不断提高,临床用浆量不断下降,预计我国每年富余临床血浆约300吨左右。按《献血法》的要求,这些血浆没有其他出路,到期将会出现报废的现象。而另一方面,我国血液制品生产用原料血浆供应相对不足。根据国外成功经验,临床富余血浆用于血液制品生产可以一定程度上缓解血浆供应紧缺的问题。

(四)将公民临床用血费用纳入基本医疗保险

用血费用纳入医保体现政府关注民生,也是释放我国改革开放红利、造福人民的举措之一。血液不能人工合成,只能由健康适龄公民无偿捐献,将临床用血费用纳入基本医疗保险,有利于保障和改善民生,使改革红利更多更公平惠及全体人民,体现政府的责任与担当。目前,世界卫生组织已经将血液和血液制品列入《世卫组织基本药物标准清单》。英国等发达国家及我国的香港地区也都将血液纳入基本医疗保险。

(五)建立输血感染经血传播疾病保险分担机制

经血传播疾病已经成为社会问题。我国暂无有效机制解决因输血感染经血传播疾病引发的相关社会问题。从国外的做法看,瑞典、德国、丹麦、英国分别实行了保险、无过错赔偿基金方案和无过错政府补偿制度。我国香港地区设立艾滋病信托基金,其中的特惠补助金将支付费用给在1985年8月前因输血或血制成品而感染艾滋病病毒的香港居民。

(六)无偿献血志愿者组织未纳入《献血法》条款

随着社会的进步,人们的思想素质不断提升,献爱心、做慈善的人越来越多。目前全国各地都相继成立了无偿献血志愿服务组织,不仅为建立一支稳定的定期捐血者队伍奠定了良好的基础,同时借助其身份优势,在各种场所开展无偿献血宣传,参加献血服务,使无偿献血更具有说服力和感染力。实践证明,无偿献血志愿服务队,对无偿献血事业的发展发挥了无可替代的作用。因此,应将无偿献血志愿者组织纳入《献血法》条款,建立无偿献血志愿者保障机制。同时，《献血法》中应增加"建立固定献血员、献血预备队、特殊血型公民数据库制度"，有利于解决血液偏型和季节性短缺等问题。

总之，法学研究的目的在于研究法律问题及法律现象，从而能够借助这些研究归纳出法律自身的发展规律，并利用这些规律进行现实的法律建构、制度完善或指导相应的执法实践或司法操作，以使法律能够更好地适应社会发展的现实需要，推动人类社会的持续进步。在此意义上，分析并研判《献血法》立法的缺憾与不足，并依据科学立法的理念与原则完善现行的《献血法》，无疑是法学研究的一个重要任务。

第二节　我国献血工作下一步发展的思考

2018年是《献血法》实施20周年。回顾20多年来的发展，我国的无偿献血工作取得了举世瞩目的成就。无偿献血率20年连续增长，血液供应能力稳步增强；血站实现核酸检测全覆盖，血液安全水平进一步得到保障；临床成分输血率达到99.6%，合理用血水平明显改善。2016年世界卫生组织发布的《全球血液安全和可获得性现状报告》显示，我国已经在多项指标上位居世界前列，就献血模式而言，全球自愿无偿献血率83.3%，我国达到96.3%；全球互助献血率16.4%，我国仅有3.7%；全球有偿献率0.3%，我国为0。今天的成绩得来不易，经历了个体供血、义务献血、无偿献血等几个发展过程，面对了许多问题，也解决了许多问题，但下一步如何持续、稳定的发展更值得思考。

一、全球血液捐献的起源

20世纪20年代初，血液作为商品出现。奥斯瓦尔德·罗伯逊(Oswald Hope Robertson)被称为血库的创始人，世界各地第一家血库的出现时间是：英国伦敦1922年、苏联列宁格勒1932年、意大利巴塞罗那1936年、美国芝加哥1937年，而我国第一家血库出现在1947年的南京。这个时期的血液不但是重要的医疗资源，献血更可以得到经济回报，血液产业也在这个时候得到了高速的发展。随之也有学者开始研究血液的经济回报，如1968年经济学家考朴和库伊尔(Cooper,Culyer)发表的《血的价格》(the price of blood)一书。但这种模式在运行一段时间后出现了一些问题，首先是"穷人献血，富人用血"的社会问题；其次由于献血的主要目的是经济回报，出现了高危的职业献血者，输血传播病原体时有发生。1943年，美国出现第一例经输血传播的乙肝病例。在血液的商品属性下，虽然血液供应得到了保障，但是出现了社会公平的问题、血液安全的问题、医学伦理的问题，这引起了各国政界和学界的思考，血液问题下一步应该怎么办？1971年12月，时任美国健康、教育和福利部部长兼美国首席执行官的理查森(E.Richardson)提出了血液管理的社会问题:在什么样的管理制度下,血液供应最充足且最安全呢? 他试图要寻求一种有效并且长效的新型管理模式和方法,来管理美国的血液供应。这里从血液的来源和血液的属性两个层面来探讨。

二、血液的来源

受目前的科技水平发展所限,血液还不能制造,血液的唯一来源就是人体,通过健康献血者的捐献来获得。但什么样的献血模式、什么样的献血者能更加安全地保证血液充足和安全还需探讨。鉴于不同的献血者捐献血液的动机不同,不同的献血模式管理模式不同,有偿献血者就是为了获得经济上的回报,无偿献血者更多的是为了帮助他人。但从社会学、伦理学、医学等角度,什么样的方法和模式才能更有效、更长期地为血液供应和安全提供保障呢? 铁默斯长期从事血液管理及社会政策的研究,1970 年发表了《赠予关系:从人血到社会政策》(the gift relationship:from human blood to social policy)一书,把全球献血者进行了分析归纳,提出了以下 8 种献血模式:

(1) 有偿献血者(the paid donor)。

(2) 职业献血者(the professional donor)。

(3) 有偿促进型的自愿献血者(the paid-induced voluntary donor):即义务有偿献血。

(4) 代替费用献血者(the responsibility fee donor):即"以血还血""互助金"。

(5) 家庭互助献血者(the family credit donor):即家庭成员献血,后扩展到亲属和社会成员献血,即"互助献血"。

(6) 被动自愿献血者(the captive voluntary donor):即指令性计划献血。

(7) 边际利益自愿献血者(the fringe benefit voluntary donor):如长休假、营养品等。

(8) 自愿利他献血者(the voluntary community donor):没有物质和非物质的回报。

第 1~4 类献血者都是以一定的经济补偿作为激励方式,第 5~8 类献血者均有一定程度的自愿性。社会学家对献血及经济激励政策之间的关系进行了模拟,结果显示经济激励政策并不能带来持续升高的血液捐献率。如图 4-4 所示,在激励措施下,捐献率被期望按照曲线 2 的轨迹发展,给予一定的经济激励后,血液捐献率会随着时间的推移持续直线上升。但事实上,捐献率在增长到一个峰值之后会放缓增长速度,最终到零增长或负增长,如曲线 3 所示。而没有任何经济激励政策的情况下,血液捐献率开始增长很缓慢,一定时间的积累之后就会成指数增长,如曲线 1 所示。各国实践也表明有偿的献血模式会导致血液供应越来越困难。

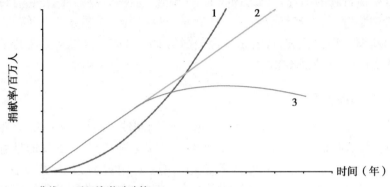

曲线1：无经济激励政策
曲线2：激励政策实施后期望的结果
曲线3：激励政策实施后事实的结果

图4-4 捐献率与激励政策关系的预测图

世界卫生组织伦理委员会主席、国际伦理学家亚历山大·卡普纶（Alexander M.Capron）教授在自己的研究中得出"经济激励可以有效增加捐献率的结论并不那么可靠"。他的观点更认可自愿献血模式，即以物质为回报的一种利他行为。这一观点也在一定程度上得到世界卫生组织的认可，在此概念下产生了献血就是生命赠予，也成为一直以来被使用的宣传口号。但也有一些学者提出其他观点，如经济社会学家泽利泽（Zelizer）出版了《金钱的社会意义》（the social meaning of money）一书，书中提到了不是反对因献血（花费时间和精力）而获得一定的报酬或补偿，但在乎补偿的形式，采血机构对献血者的补偿的形式如果选择错误，可能会引起强烈的负面效果，比如直接给予金钱刺激，可能使献血者有愧疚感，认为自己在出卖自己的身体（组织）。也就是说即使是对自愿献血者也可以提供一定的补偿，但补偿的形式很重要。为了消除金钱的物化腐蚀作用，可以对"金钱符号化使用"，比如购买有特别标志的纪念品赠予献血者，献血者看重的不是纪念品的实际价值，而看重的是纪念品的象征意义，是一种内心的满足和社会的认可，从而达到对公众献血的内在激励。这一观点在当前的自愿献血实践中得到广泛应用，献血赠送礼品也是从这个时候开始。但如何符号化，如何丰富符号化的形式也是值得思考的问题，如果每次都是同样的几种纪念品，在几次献血后献血者也会逐渐失去积极性。因此，只有将金钱进一步物化，并有更多样化的形式，献血行为才有持续的推动力。

基于对以上学者观点的分析，可以把自愿无偿献血归纳为以下3种形式，①提供高额补贴的自愿无偿；②给予献血者非经济激励的政策；③无任何回报,完全纯利他主义的自愿无偿。那么哪一种形式更有利于我国献血事业的良性发展？提供高额的补贴前文已经探讨过,虽然一段时间内有效,但长期并不利于自愿无偿献血的发展。那么,纯利他主义的自愿无偿献血是否可行呢？公民为什么要把血液赠予他人？血液作为礼品和一般的礼品是有区别的(表4-1),一般的礼品赠予都隐藏着一些内部需求,但是血液这个礼品赠予的内部需求是什么？如何激发出人们内心的这种内部需求？这也就是纯利他主义无偿献血的社会学基础是什么的问题。这一问题目前各个国家还在研究。

表 4-1　经典礼物关系与生命礼物关系的比较

	经典礼物关系	自愿献血引起的生命礼物关系
赠予者与接受者的关系	人格化的、彼此知晓的、双方可能存在隶属、层级关系	非人格化的、彼此匿名的、接受者不分性别、年龄、种族、阶层等
接受者的感情	感谢或其他感情	匿名性使得感谢无从表达
赠予主体的范围	所有人皆可	有严格的身体限制
赠予的义务性	具有义务强制性,否则会招致社会性的惩罚	出于自愿、没有社会的强力惩罚
互惠性	赠予者期望接受有相应的礼物回赠,强调礼物的互惠性	不希望,也不要求有相应礼物的回赠(没有人希望自己将来接受输血)
回赠的义务	接受者具有回赠的义务	一般没有
礼物的善与害	一般是善的	善与害依靠赠予者的诚实以及中间人(血站工作人员)的检测
有效期	由双方自行商定	血液容易变质,且易受污染,双方无法判定其有效性
有无身体疼痛	一般没有	有
再生功能	依靠回赠,而非礼物本身的再生	血液可以在短时间再生恢复到原来的水平
总体性社会事实	是	是
社会功能	联系社会的纽带	联系社会的纽带

资料来源:根据铁默斯,1970:70-75 归纳总结

　　血液作为礼品赠予他人,与传统意义上赠送的礼物有众多差别。赫利是继铁默斯之后对献血和器官研究最为卓越的社会学者之一。他提出,献血者

的利他动机固然重要,但血液供给制度上的保证——招募的组织、采集以及公共性——不能因为个人利他主义的想象所遮蔽,如果没有采血组织和机构,何来献血。赫利提出了自己的基本观点,即自愿献血的利他主义是一种"嵌入的利他主义(embedded altruism)",是嵌入于自愿献血的组织和制度之中的。因此,"给予捐献者最好的回报就是捐献行为本身崇高的美德"。

再思考自愿无偿献血的发展方向是什么这一问题,如何让献血更深入人心,从社会伦理学上看来,给予捐献者的最好回报就是捐献行为本身是崇高的美德,也就是说,让捐献行为得到社会的认可和尊重。但如何才能让献血这一行为能得到社会的认可和尊重呢?目前,社会上,军人、老人和儿童是得到社会的关照的,很多国家通过"免费乘坐公交、免费进公园"等方式来实现对他们的关照和尊重。也就是说,在其他领域,一般是通过非经济激励的方式来实现尊重的。这也启示非经济激励的自愿无偿献血也许是更好的选择。

什么是非经济激励,如何定义"非经济激励",一般说来,非经济激励有3个重要的属性,就是无法买卖、无法转让、无法用经济衡量。也就是说,激励措施只要符合这3个特征,就可以基本做到非经济激励。实际操作中不同国家采取的方式不一样,例如澳大利亚给献血者荣誉卡,多次献血者会接受市长接见等。给予的非经济的激励措施更多的是给献血者一种认可,如军人会享受一些乘车免费等优惠政策,在许多地方都有军人优先的提示牌,这是社会对军人保家卫国的认可和尊重。那么同样的,献血者捐献血液挽救生命,也应该得到社会的认可和尊重;再如许多地方已经在开展的"三免政策"即免公园门票、免门诊费、免费乘公交,还有高校在评定奖学金时献血可作为加分项及部分城市献血纳入积分落户制度等。但是,对于非经济激励政策的选择也很重要,不同的地区应该根据本地区的特点制定适合自己的激励措施,并且不能引起新的社会学、伦理学的问题。通过各省市各地区百花齐放,制定出更多让社会认可献血者的激励措施,可以让激励政策与捐献率的关系有新的发展曲线,即图4-5中绿色标注的曲线轨迹发展。这应该是更加持续的发展方式。但能否按照预想的曲线发展还要考虑一个国家道德建设和法制建设的情况。就道德途径而言,发达国家道德建设进行了很多年,基础比较好,对民众的约束作用较强。道德建设周期较长,如果短期内不能完善,就需要政府的支持,加强法制建设,通过法律途径加以约束。

三、血液的属性

血液的属性问题,即血液应该归属于产品还是技术服务。归类方式不同,在血液出现质量问题后的追责方式也不同,也将对社会氛围的营造产生不同

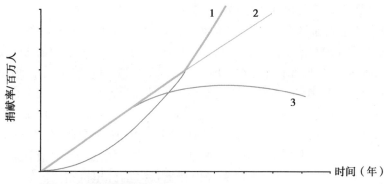

曲线1：无经济激励政策
曲线2：激励政策实施后期望的结果
曲线3：激励政策实施后事实的结果

图 4-5　捐献率与激励政策关系的新预测曲线

的影响。如果血液是产品,其责任及监管等问题如何划分？血液作为产品提供,那么作为提供方血站就要对其质量负责,不能将有问题的产品提供给客户。如果血液检测不严格,出了问题,产品有瑕疵,就要承担产品责任。在早期,血液作为产品是比较深入人心的,但在随后的发展中遇到了问题。1954 年,美国出现的病人珀尔马特(Perlmutter)状告贝斯戴维医院(Beth David hospital)就是其中一个典型的司法案件,患者珀尔马特经输血感染了当时并未被列入血液检测的肝炎病毒,而状告医院失职。在这个案例之前,几乎所有的类似案例都是医院败诉。这起案件的主审法官没有采纳以前的做法,而是深入调查了解。最后法庭认为医疗通常需要平衡对患者的风险和利益,如果因采取某种措施而导致伤害,如果不存在过错或过失,就不应该让实际上是在挽救或帮助患者的机构来承担责任。也就是说,如何血液的提供者不知道自己所面临的风险但确要为此承担责任,那么未来可能就没有人愿意从事这个行业,也就是说,血液提供者会减少,这样的话,实际受伤害的还是病人。从这个案件以后,美国的司法界基本认可血液的提供者对没有事实过错的行为,不承担过错责任。这正是由于血液与一般产品相比有其特殊性,有救助和公益性质、医疗中不可替代性、风险不可避免性和无法追偿的特性,不能直接归属于产品。输血也作为医疗行为,不再作为产品管理,而是纳入医疗服务管理。

　　但是,血液作为医疗服务的实践中又产生新的问题,20 世纪 80 年代发生了几起重大的血液安全事件。在法国因未及时开展献血者 HIV 检测导致8000 多人感染,导致部长下台,总理辞职;在美国因血液安全决策的缺陷导致发生输血后的感染事件推动了政府改变血液管理政策;在加拿大因未及时采用新的检测技术导致数万人被感染,加拿大红十字会被迫放弃血液工作,政府专门成立加拿大血液系统来提供血液;在日本也因类似的问题导致输血后感染,政府赔款170亿日元,4人入狱,福田康夫落选等。这一系列的重大血液安全事件,也进一步推动了各国对血液管理的思考。如果血液不属于产品,那么就存在两个问题,其一,血液的质量提高的推动力是什么;其二,无责伤害如何处理。第一个问题属于血液质量的监管问题,第二个问题属于献血氛围如何营造的问题。就第一个问题而言,各国均采取了措施,如美国、日本、韩国将血液纳入药品管理范畴,法国、德国及加拿大成立专门机构进行血液管理。就第二个问题,应考虑如何建立无过失经血传播疾病的分担机制。虽然血站和医院都无责,但患者的事实伤害确实存在,这会极大损害无偿献血的社会氛围,如何在保护受血者权益的同时维护好血站及医疗机构的正常工作秩序,如何通过建立无偿献血长效机制,维护社会的公平和稳定,促进社会和谐,在现有政策的基础上还应该探索更多的做法。

在我国无偿献血的发展历程中,也不可避免的出现一些因输血导致经血传播疾病感染的案例,其责任划定和赔偿情况也不尽相同(表4-2为2012年经血传播疾病的统计情况)。其中一些案例由于补偿机制的不完善,及媒体的过度渲染,对整个社会的无偿献血氛围造成了极大的影响。比较著名的是福建女童"毛毛"疑输血感染艾滋病病毒事件,由于血液"窗口期"风险的不可避免性,此次案件中血液中心、医院均没有过错责任,最终根据《中华人民共和国侵权责任法》和《医疗事故处理条例》,福建省血液中心、福建医科大学附属协和医院对患儿给予人道主义救助补偿。但事实上,无偿献血的社会氛围受到了伤害,很多地区因此直接或间接地影响了血液捐献。

表4-2　2012年经血传播疾病统计

不同规模	无过错责任不赔偿	无过错责任但给予患者一定补偿		过错侵权,赔偿		推定过错侵权,赔偿	
	例数(占比,%)	例数(占比,%)	总计金额	例数(占比,%)	总计金额	例数(占比,%)	总计金额
25吨以上	77(42.5)	86(47.5)	4 029 330	8(4.4)	860 000	10(5.5)	491 000
10~25吨	30(44.1)	35(51.5)	1 089 772	0	0	3(4.4)	312 344
5~10吨	23(54.8)	12(28.6)	1 100 473	1(2.4)	44 395.5	6(14.3)	498 925
2~5吨	8(44.4)	10(55.6)	713 368	0	0	0	0

续表

不同规模	无过错责任不赔偿	无过错责任但给予患者一定补偿		过错侵权,赔偿		推定过错侵权,赔偿	
	例数(占比,%)	例数(占比,%)	总计金额	例数(占比,%)	总计金额	例数(占比,%)	总计金额
0~2吨	2(66.7)	1(33.3)	4000	0	0	0	0
合计	140(44.9)	144(46.2)	6 936 943	9(2.9)	904 395.5	19(6.1)	1 302 269

注:359 例输血纠纷中,由于部分案例尚未结案,未确定赔偿责任,故本表统计为 312 例。

数据来源:中国输血协会调研数据

一方面是无法攻克的医学难题,一方面是无辜的感染者。虽然经"窗口期"血液途径感染艾滋病病毒属于临床小概率事件,但也确实存在,谁都不愿意看到这样的悲剧发生。因此,应集合全社会的力量,建立补偿机制,才能在此类案件发生时给患者一定的补偿和慰藉。首先,筹资渠道可以依据一定的收支平衡原则,确定一定的收费率,以取得一定的保障收入,用以分散因输血感染经血传播疾病风险的需要。筹资方可包括:①政府:政府设立专项基金支持。②关联方。包括血站:依据血液供应袋数抽提一点比例;医疗机构:血液实际使用袋数抽提一点比例;试剂厂家:血液检测诊断试剂报批量抽提一点比例。③来自社会的捐赠。其分担模式如表 4-3。

表 4-3 经血传播疾病的补偿形式

	以往补偿形式	未来补偿形式	补充方式
1		政府专项基金	+(额外险)
2	政府专项基金	关联方基金	
3	政府专项基金	关联方保险	
4		政府与关联方	
5		关联方保险	

由于血液的特殊性,从最早开始有偿献血作为产品出售,逐渐发展为医疗服务,到现在作为医疗服务但按照产品进行监管。1998 年,美国法学会《第三次侵权法重述:产品责任》提到,由于医学技术的限制,要完全保证临床输注的血液不带有任何病毒是难以做到的。美国大多数州排除了普通法上的产品质量安全(默示)模式在血液领域的适用。我国也应该探索一种适合我国的保障血液充足和安全的管理模式。

第三节 拟解决的问题

一、完善顶层设计

（一）明确政府各部门的责任

政府责任具有集体性、公共性和抽象性。政府责任制度包括宪法责任、政治责任、行政法律责任和行政道德责任,这 4 类责任都是客观存在的,它们之间既相互区别,又相互渗透、相互影响、相互转化,从而形成一个具有内在联系的政府责任体系。政府在无偿献血工作中的责任分配也是法律修订中应该予以重视的问题。据 2008 年中国输血协会献血促进工作委员会对国内 31 个血液中心和 324 个中心血站,共计 355 个血站调查数据,各血站所在地政府中有52.39% 制定了地方法规,74.93% 的地方政府设置了无偿献血委员会 / 领导小组,只有不足 1/3 的地方政府将无偿献血工作纳入考核;3 年间,政府对无偿献血宣传经费的投入只占 30% 左右,纪念品经费的投入在 20% 左右,献血车的投入占 39.09%,献血屋的投入占 18.54%。

由于众多的社会资源只有政府才能有效支配,在各项工作都需要团结协作的今天,仅仅依靠血站自身努力就想把关乎全社会的公益事业做好、做大,难度可想而知,因此迫切需要各级政府充分发挥对无偿献血工作的领导作用,以实际行动推动无偿献血工作平稳向前发展。我国开展无偿献血工作较好的城市的成功经验证明,要使无偿献血工作深入、持久地开展下去,必须加强各级人民政府的领导,通过政府行为,协调各方面力量,进行广泛的宣传、动员和组织工作。《深圳经济特区无偿献血条例(2014 修订版)》对政府及相关部门无偿献血工作职责进行了明确规定:

第五条　市、区人民政府(含新区管理机构)领导本行政区域内的无偿献血工作,统筹规划、组织协调,推动无偿献血事业的发展,并负责下列主要工作:

(一) 合理规划、建设献血站(点);

(二) 开展无偿献血的宣传教育;

(三) 对无偿献血工作进行监督、考核;

(四) 对在无偿献血中做出贡献的单位和个人授予荣誉称号或者给予表彰。

第六条　卫生行政部门是无偿献血的主管部门,监督管理本辖区的无偿献血工作,履行下列职责:

(一) 制定献血、采血、供血、医疗临床用血的有关管理制度;

(二) 组织协调相关部门、红十字会、采供血机构以及健康教育与促进机构等单位开展无偿献血工作；

（三）普及血液知识，开展无偿献血宣传；

（四）法律、法规、规章规定的其他职责。

1998 年颁布的《献血法》第三条指出"地方各级人民政府领导本行政区域内的献血工作，统一规划并负责组织、协调有关部门共同做好献血工作"。本条是关于地方各级人民政府对献血工作领导职责的规定。2015 年国家卫生计生委出台了《关于进一步加强血液管理工作的意见》，明确要求各地应当认真贯彻落实《献血法》，建立健全政府领导、多部门合作、全社会参与的无偿献血长效工作机制。我国开展无偿献血工作较好的城市的成功经验也证明，要使无偿献血工作深入、持久地开展下去，必须加强各级人民政府的领导，通过政府行为，协调各方面力量，进行广泛的宣传、动员和组织工作。

责任政府是现代民主政治的产物，它首先是一种治理理论；而政府责任是责任政府实现的制度化途径和方式。政府责任是责任政府的操作层面。

科学确定政府在社会保障中的责任遵循以下五大原则：一是政府主导与责任分担的原则；二是设计、监管与实施合理分离的原则；三是财权与事权相统一的原则；四是有限与有效的原则；五是政府与社会结合的原则。

基于上述原则，明确政府应该承担：一是财政责任；二是监管责任；三是实施责任。在血液保障中，政府应该处于主导地位，这不仅是由血液安全与保障制度的公共属性决定的，也是转型期制度变迁过程中政府的当然责任。随着血液安全与保障制度的发展，伴随着责任共担机制的逐渐成熟，政府主导在财政支出上的体现会越来越弱化，而其监管责任会愈来愈强调。

（二）划分中央和地方的职责

分级明确无偿献血工作中的政府责任，就是分别确定中央政府和地方制度在血液安全保障中的责任。

中央政府与地方政府的各项资源不对称，因而优势也就不同，中央政府在宏观把握和整体规划、管理能力上要明显强于地方政府，因此，中央政府应担负血液安全保障的监督和管理责任，同时还有对地方政府的指导和监督责任。由于各地区经济发展水平差异的客观存在和地区间血液管理水平严重的发展失衡，为了促进公平，中央财政的支出应侧重于对贫困地区血液事业的支持及基础设施配备等方面。

地方政府应该更多地承担组织实施责任，地方政府财政应该主要用来承担血液事业运行费用，支持血液事业的发展。

因此，应以现行宪法的有关规定为依据，以法律明确规范中央与地方的关系，包括中央政府与地方政府职责权限的划分原则、各自的职权范围和职权划分的手段等。

中央对地方的监督是处理中央与地方关系的重要内容,要保证地方政府在献血法法律授权的范围内自由行使权力,同时要建立和完善监督程序。

（三）采供血规则、生产、监督分立运行的模式

决策权、执行权、监督权既相互制约又相互协调,指的是政府内部的职权配置形式和相互关系。具体说就是指将政府职能部门分为决策部门、执行部门、监督部门三大板块,使权力相互制约、相互协调的一种行政管理体制。

二、完善无偿献血激励制度

自 1946 年红新月会、国际红十字会首倡"医疗用血采用无偿献血"和"免费用血"的原则以来,这一原则在世界各国政府与国际组织的推动下已成为输血工作发展的总趋势。到 2004 年,已有 39 个国家及地区实现医疗用血全部来自无偿献血的目标。

从精神激励对无偿献血者的心理影响方面看,这有助于献血动机的单纯化。献血意愿及动机的多元化存在受单位计划献血、外部群体压力因素的影响,这部分献血群体往往会在首次献血后即不再参加,此时精神激励的干预就显得尤为重要。据秦皇岛市献血者献血动机的调查分析,40 岁以上年龄段的献血者的目的明确度明显低于青年献血者,不仅是出于医学知识的掌握,救助他人的良好意愿,也是媒体宣传、社会倡导的结果。通过精神激励,在社会奉献精神的倡导下,民众的无偿献血热情会更为真切,献血动机单纯化,使由行政指令、社会压力所带来的强迫感得以消解,促使初次献血者再次献血行为的发生。

精神激励有助于青年献血者的积极参与。相对于中年献血者而言,青年献血者在献血知识上的掌握更加全面,出于人道精神、社会救助意愿的动机更加纯粹,是无偿献血者队伍的主体部分。但需要注意的是,自觉自愿的无偿献血同样需要精神激励。马斯洛的需要层次理论指出,尊重的需要包括内部尊重、外部尊重和社会的尊重。认可和高度评价有助于外部尊重的实现和完美人格的塑造。目前,一些血站对无偿献血者在节日时发送祝福短信,如"予人玫瑰手留香,献血救人添吉祥"等。据信息反馈,献血者对这些信息很珍惜,常储存起来作为留念甚至在误删后还会要求补发信息。2009 年颁布的全国《无偿献血表彰奖励办法》也明确设立无偿献血奉献奖以表彰多次自愿无偿献血者。事实上,在物质文明高度发达的今天,无偿献血者在毫不利己的无私奉献时收获一些精神上的激励也是应得的,有利于青年在得到社会尊重的同时更加积极地参与到无偿献血和更多的社会公益事业中来。

精神激励有助于固定无偿献血者队伍的建立。当前除了以单位形式有组织的无偿献血外,固定的应急性的无偿献血者队伍尚未得到有效地建立。成功招募无偿献血者并使其成为一个固定的志愿无偿献血者需要花费大量的时

间、精力、财力,而对个体积极有效的精神激励往往能够影响和带动周边群体加入无偿献血队伍,这是心理学上的从众效应,而所要做的是培养大众行为和信念上的全面接受。成功的精神激励有利于个体(社会人)在难以把握情境的情况下,以积极主动、品德高尚的献血者为行为参照物,加入献血队伍,而随着队伍的壮大,群体内部的高度凝聚力会吸引周边的个体加入进来,直至形成社会无偿献血的良好风气,精神激励在这一过程中不是决定性因素,但也起到了不可或缺的推动性作用。

精神激励不仅仅是事后的表彰与赞扬。应加强对献血者的个性化整体护理。精神激励工作并不局限于献血前后的动员、赞扬,同样包含献血过程中的个性化整体护理。具体表现在,完善献血员的接待工作,以良好舒适的献血环境和与医务人员间的良好沟通打消其对身体健康的顾虑;尊重献血者的隐私权,建立献血者与血站间的良好信任关系;采血过程中要注意缓解献血者的紧张情绪,及时处理献血反应;真诚感谢献血者的无私奉献,做好记录工作和信息登记管理,动员献血者成为固定献血队伍中的一员。同时,加强献血政策、知识的合理宣传。在继续鼓励和欢迎高校学生及军人参与无偿献血的同时,通过多形式、多渠道、多角度的社会宣传工作激励民众参与,扩大社会影响力。定期对行政事业单位、企业部门开展献血政策及知识宣传;电视、广播新闻报社等多家媒体可签订公益宣传协议,做到社会范围内的全覆盖宣传;组织媒体对无偿献血先进单位、先进个人的新闻采访与报道,开展献血先进事迹报告会,以积极正面的宣传报道激发广大民众参与无偿献血的热情。最后应加大对无偿献血者的激励。无偿献血体现了社会爱心和互助,理应受到尊重,要在献血者心目中树立一种意识,即我们的付出是重要的,是社会需要的。

世界卫生大会决议(WHA63.12号)敦促所有会员国以自愿无偿献血为基础发展全国血液供应体制,努力实现自给自足的目标。互助献血作为目前无偿献血应急措施,在实际操作中存在血液安全风险;对于互助献血者的身份,目前法律没有明确的界定;互助献血流程无明确的规定,导致互助献血在具体实施中存在影响血液安全的因素。互助献血仅是无偿献血的补充性措施,在法律层面上应取消互助献血。

三、完善血液安全的保障机制

(一) 完善血液安全的制度化设计

基于目前血液管理现状分析,完善血液安全的制度化设计。制度是规范和约束人类行为的准则,它的生成是一个动态无意识自发演进和有意识人为设计的双向演进的统一过程。制度设计不是行为主体随心所欲的自我意志的产物,它同样需要遵循一定的原则。

1. 效率原则 好的制度应是有效率的制度,这里的效率指制度运作的效率。要提高制度的效率,制度设计需要做到:①努力降低信息成本,减少信息维数:在能实现相同社会目标的前提下,制度设计要选择信息成本最小化方案,这样的设计方案需要的信息空间维数小,需要传递的指标也少。②有利于激发人的积极性,降低人的机会主义行为:传统计划经济体制下政府行为效率低的原因之一就是行政资源的分配方式不利于调动人的积极性。③有利于使外部性问题内部化:制度的功能是多方面的,但最根本的一项功能无疑是使外部性问题内部化,外部性问题内部化的程度决定着制度的效率,程度越高就越有效率。④应有完善的制度结构:每项制度安排都必定内在地联结着其他制度安排,共同"镶嵌"在制度结构中,所以一项制度的效率还取决于其他制度的完善程度。

2. 交易费用最小化原则 制度的功能之一是可以降低交易费用,但不同的制度安排会产生不同的交易费用。对于给定目标,实现它的途径有多种,制度安排应追求交易费用最小化原则。因此,要建立科学的管理机制和激励机制,合理进行血液资源的相关要素配置,加强技术创新,才能实现交易费用的最小化。

3. 激励相容原则 激励相容指所制定的制度对每个参与者都能产生激励,使参与者在最大化个人利益的同时也满足国家(组织)所制定的目标和要求。依据该原则,制度设计应使个人利己行为结果与给定的社会目标相一致。人是有限理性的经济人,在缺少有效激励机制的条件下,人们往往会产生机会主义行为。制度设计应引导人们如实传递信息,从而达到个人目标与社会目标的一致性。"上有政策,下有对策"这种现象何以存在?原因就在于激励不相容。因此,制度设计应考虑到个人的需求和回报,使个人理性与集体理性趋于一致。显然,这类制度设计的对象应当是针对那些品位高尚的人。次优的制度设计是使行为者在追求个人利益的同时也满足社会目标。较差的制度设计所考虑的仅是整体和社会的目标,忽视了个人利益,片面强调集体利益而牺牲个人利益。最差的制度设计是仅对少数人的利益负责,而不顾整体和社会的目标。

4. 和谐性原则 制度的和谐是指制度本身应合理、完善,具有自洽性,在实施过程中能避免制度的乏力、变形、缺位、失调等状况。制度不和谐有以下表现:①制度乏力:有的制度虽已制订出来了,但没有贯彻执行;有的制度虽得以实施,但起不到实际效果,或是效果脱离预期,使制度形同虚设,这是制度不和谐的最普遍的表现形式。②制度变形:某一制度的出台本来是要解决甲问题的,但却引发了乙问题,而且要解决乙问题的难度并不比甲问题小,这就是制度变形。③制度缺位:是指在有关制度的制定和修正过程中,执行者为了减少制度对自己行为的约束,尽量使得制度的内容不完整,各种规定过于笼统,大而化之,这样执行者就可以随意解释,从而为自己的行为提供诸多便利,减少约束。④制度冲突:一方面表现为"上有政策,下有对策"式的纵向层级间的冲突,另一方面表现为甲制度和乙制度之间的横向冲突。⑤制度失调:这主要指制度体系不完善,致使出现功能失调。制度失调的原因有制度建设滞后,不适应时代发展的需要;制度的制定与执行不能统一,制度已经制定出来了,但由于缺乏有效的执行程序、执行手段和强有力的执行机构,结果使制度的作用大打折扣,等等。

5. 帕累托改进的原则 帕累托改进是指在不减少任何一方福利的条件下,通过改变现有资源配置而提高另一方的福利,它是实现帕累托最优的途径和方式。制度设计应遵循帕累托改进原则,即在尚未达到帕累托最优的条件下,在不损害其他人利益的基础上增加一部分人的收益,从而提高整个社会的福利水平,维护社会的稳定和发展。

因此,在完善血液安全制度化设计的工作中,应该以效率、和谐、相容等为原则,结合我国医疗卫生发展的实际情况,提出适应我国血液管理发展的相关制度。

(二)血液安全相关产品准入制度

随着科技的进步和医疗水平的提高,更多的血液成分将可以用于临床治疗。血液作为一种特殊的治疗药物,每类成分血对于制备的流程要求均不同,对于血站的制备能力也是一种考验。而目前其由血站进入临床使用的准入机制尚不健全,对于技术审评和行政审批等无明确规定,各血站在成分血的制备种类上具有极大的自主性;更缺乏相应的质量检测和监测机制,对血液安全有一定影响。

依据《中华人民共和国行政许可法》第十二条(一)、(四)两条款规定,"下列事项可以设定行政许可:

(一)直接涉及国家安全、公共安全、经济宏观调控、生态环境保护以及直接关系人身健康、生命财产安全等特定活动,需要按照法定条件予以批准的事项;

(四)直接关系公共安全、人身健康、生命财产安全的重要设备、设施、产品、物品,需要按照技术标准、技术规范,通过检验、检测、检疫等方式进行审定的事项。"

《血站管理办法》设置了对血站等机构的准入制度,而对血液安全相关产品的准入,比如检测试剂的准入则未涉及。目前有的省市血液报废率过高原因,主要是部分献血者转氨酶升高造成血液不合格,但很大一部分也因为使用的检测试剂鱼龙混杂,市场规范不力造成检测结果不精确所致。因此,可采取试剂准入制度和定期监测管理制度,杜绝伪劣或不合格试剂进入血液检测市场,可保证试验结果科学准确,从而减少血液报废浪费。

此外,一些小血站新产品层出不穷,产品质量参差不齐,为血液安全带来了隐患,也应从产品质量入手,保障人民群众的健康。

目前我国尚未对血站血液成分制备种类设置准入门槛,对于血液添加剂的使用原则未有法律限定,是潜在的血液安全隐患。对我国而言,对于血液及血液添加剂的管理及准入不能因为临床用血的紧缺而放松尺度,应予以立法确保监管力度。

因此,建议制备已有国家标准的血液成分,须经国务院卫生行政部门授权的机构批准,并发给血液成分批准文号;血站在取得血液成分批准文号后,方可生产该血液成分;制备没有国家标准的新血液成分,必须按照国务院卫生行政部门的规定如实报送研制方法、内容物、质量指标、药理及毒理试验结果等有关资料和样品,经国务院卫生行政部门授权的机构批准后,方可供应临床。具体实施办法,由国务院卫生行政部门制定。

(三)实验室准入制度

血液检测流程复杂、标准高、影响因素多、社会影响大,对实验室能力及规范性要求非常严格。目前,血站检测水平及实验室质量管理能力参差不齐且仍存在一定问题。实验室的准入、认证和能力验证是对实验室基本条件和能力是否符合法律、行政法规规定以及相关技术规范或者标准实施的评价和承认活动,是行业主管部门评价和保障实验室能力,实施行业管理的重要手段。

1998 年颁布的《献血法》对血液检测实验室的准入、认证和能力验证无明确规定,造成各地实际执行标准参差不齐,给血液安全也带来一定隐患。因此,应通过立法进一步加强对血站实验室检测能力的认证和考核,为血液安全监督管理提供法律依据。

因此,建议血站实验室应当按照国家有关规定取得相应资格,方可从事相关工作。具体要求由国务院卫生行政部门制定。

(四)采供血信息公开制度

近年来,公众对采供血的不信任加剧了部分地区血液供需矛盾。为增进社会信任,血站应该按要求公开相关信息,包括血站及工作人员基本信息、献血服务信息、财务信息和行业作风建设情况,促进血站进一步优化服务,提升社会满意度,从而推动无偿献血工作健康、可持续发展。因此,建议血站做好血液安全等相关信息公开工作。具体要求由国务院卫生行政部门制定。

(五)血液安全风险与血液质量监测制度

血液质量和安全直接关系人的生命和健康。只有建立实施质量管理体系,进行规范管理,才能保证血液的质量安全。建议建立血液产品的质量监测机制,要求血站保证血液产品质量的稳定性和安全性,加强对血站的监督和管理。

建议国家建立血液安全风险监测制度,对经血传播疾病、献血不良反应、输血相关不良反应及血液保障能力进行监测。国务院卫生行政部根据血液安全风险评估、血液标准制定与修订、血液安全监督管理等工作的需要,制定、实施国家血液安全风险监测计划。血液安全风险监测分析结果表明可能存在血液安全隐患的,省级以上人民政府卫生行政部门应及时开展血液安全风险评估。必要时,有关部门应当依据各自职责立即采取相应措施,需要制定、修订相关规定的,由省级以上卫生行政部门根据职责和权限立即制定、修订。国家建立血液质量定期监测制度。具体监测方案由国务院卫生行政部门制定。

(六) 血液储备制度

血液是我国医疗卫生事业发展不可或缺的医疗资源。在我国血液资源紧缺、需求逐年快速增长的背景下,保障人民群众健康权益的需求具有重要的意义。从长远来看,必须建立血液资源战略储备制度。血液储备能力是血液保障的基础,血液保障对战伤救治起着至关重要的作用。

始建于 1952 年的美国军队血液计划,现在叫作武装力量血液计划(armed services blood program, ASBP)。主要包括:39 个采血点,分属海陆空三军,分布于美国本土和海外基地;2 个血液周转和发送中心;6 个联合血液计划办公室,下设血液运输中心;储血库;供血点。

美军血液保障体系相对完善,加之经过多次实战的考验,血液储备能力相对较强。一是平战结合,着眼战备。二是操作标准化,血液运送时使用标准包装,血液运输统一由空军调度。三是适应战争的特点,能够及时应对各类突发事件。处于战斗区域和战备区域的采血点和供血点都具有隐蔽、发电、制冷等装备;大量储存和使用低抗体滴度的 O 型血。四是依托"美国血库协会组织间特别行动委员会"提出国家血液储备的构想。目的在于更好地应对国家健康卫生紧急状态、灾害和恐怖袭击;更好地保障军事行动最初的血液需求。国家血液储备的核心思想是在指定的采供血中心和美国全血加工所(ASWB-PL)储备 10 000U 的液体红细胞,其中 ASWB-PL 存 2000U,其他 8000U 存指定血站,完全由政府控制,"美国血库协会组织间特别行动委员会"参与协调,具备在 4~6 小时内向美国全境供应血液的能力。国家血液储备以 10 000U 为基础是结合"911 恐怖袭击"、自然灾害、"高官 2 号"反恐演习以及军事行动中血液需求的实际经验;指定地点储备是参考了美国国家战略储备物资(药品)、国家灾害医疗系统、战略石油储备和国防部战争储备物资的方式等。血液储备每 2 周周转一次,通过合同把血液有偿供给医院。

一般情况下,血液及血液制品的储存、使用能力取决于特定的作战环境、军事部署类型、产品的可利用性,以及船只的储备能力等。此外,美国海军还根据医务人员的配备情况供应血液和血液制品。美国海军的血液管理、供应环节,有全美联合血液计划办公室、区域联合血液计划办公室、血液转运中心和血液供应站等。美军在伊拉克和阿富汗战场上应用的血液制品包括液态红细胞、冰冻血浆、血小板、冷沉淀、冰冻解冻去甘油红细胞等。

1998 年颁布的《献血法》等法律和规范对血液的采集、检测、制备、运输、储存、供应等均有严格规定,血液不能即采即用,因此制定战时应急采血工作规则,必须既遵循这些法律法规的要求,同时综合考虑战争的特殊性。

因此,首先应明确规定在野战血站血液库存量不足、不能及时得到补给时,有权实施应急采血的机构。其次,参考《医疗机构临床用血管理办法》中有关医疗机构因应急用血需要临时采集血液的条件,明确战时应急血液采集的必要条件。

建议建立国家血液储备制度。具体实施方案由国务院卫生行政部门会同中国人民解放军卫生主管部门制定。

(七) 血液不良反应报告制度和风险分担机制

经典的医疗安全包括病人安全、医生安全和医院安全,但其核心和目标是病人安全。随着"以病人为中心"理念逐渐为医疗卫生界和公众所接受,医疗安全等同病人安全。国外研究显示:以自愿为基础的病人安全报告系统作为强制报告系统的补充,是促进医疗安全的有效途径之一。

随着欧盟指令 2002/98/EC 和 2005/61/EC 的执行,法国血液预警的监控范围也由最初的受血者的不良反应,扩大为涵盖从献血到输血过程中所面对的各种输血危险,特别是献血者的严重并发症(EIGD)、输血链上的严重事件(IG)和献血后的信息(IPD)。

英国 SHOT 系统 1996—2012 年运行情况,表明其提高了英国的输血安全水平。中国香港输血不良反应发生呈逐年下降趋势。

血液不良反应报告制度的主要功能是提供献血、输血不良反应信息,预防不良反应发生。现行输血不良反应报告制度存在的问题:输血不良反应报告的立法级别不高,给出的报告规程也过于笼统;医务人员对输血不良反应相关知识比较缺乏;医务人员法律意识淡薄,不能严格遵守规章制度、操作规程;缺乏统一的信息网络和良好的反馈系统。

输血不良反应报告不应仅限于技术规范,需提高立法级别,应在《献血法》或相关法律中有所规定,并加强行政干预与监督,提高其执行力。还应在立法中明确报告主体(如病人的主管医生)及其职责、报告范围、报告时限等。立法的关键是要增加医院向供血机构或上级行政管理机构进行信息反馈报告的要求,使输血不良反应监测工作有章可循。

通过立法在最高法律层面明确输血反应反馈和不良反应调查处理与报告管理制度的建立要求,如:强制上报严重输血不良反应,而对于非严重输血不良反应,可以自愿为原则进行上报等,加强血站与医疗机构密切合作,建立整合统一的信息网络,建立输血不良反应预警系统。

因此,建议国家实行血液不良反应报告制度和风险分担机制。血站和医疗机构必须监控血液的质量、疗效和反应。发现可能与血液使用有关的严重不良反应,必须及时向当地省、自治区、直辖市卫生行政部门报告。具体办法由国务院卫生行政部门制定。

对已确认发生严重不良反应的血液,国务院或者省、自治区、直辖市人民政府的卫生行政管理部门应当在五日内组织鉴定,并制定整改措施。

(八) 采供血人员准入制度

我国输血医务工作者知识结构和层次相对较低,虽然近几年输血行业的工作人员在学历水平上得到了极大提高,但专业背景仍与输血医学相差甚远。血站人员的上岗资质认定由各地自行组织,标准参差不齐,因此从法律上建立采供血人员的准入机制,确保采供血人员具有合格的上岗业务素质非常重要。

采供血专业人员的准入和考核是确保专业技术人员具备所需的医疗服务技能的管理保障手段。在建立和完善机构、实验室的准入和考核制度的同时,还应建立血站人员准入制度和新进人员上岗培训考核制度,确保从机构到个人的管理制度全覆盖。

因此,建议血站从业人员应当按照国家有关规定取得相应资格,方可从事相关工作。

(九) 血液筛查策略调节机制

通过严格的血液检测排除一切可能检出的病毒阳性血液是提高输血安全性的重要措施。

ELISA 筛查的是相应病毒的抗原或抗体,而窗口期、病毒变异及仪器运行程序编辑,试剂特异性,手工操作,环境温度等因素可导致 HBV、HCV 和 HIV 的漏检。

从 1997 年德国和荷兰最早开展核酸检测技术筛查血液尝试至今,NAT 作为新增的血液筛查技术,已经成为发达国家和部分发展中国家献血者传染病筛查的常规项目。

因此基于成本—收益视角、各地区经血传播疾病流行情况的不同等方面的综合考虑,建议建立血液筛查策略调节机制,国务院卫生行政管理部门建立血液筛查目录。具体筛查项目由各省价格主管部门会同卫生行政部门制定,形成血液成本与血液筛查策略的调节机制。

(十) 血液服务价格动态调节机制

随着血液筛查策略的不断完善及检测技术的不断提高,特别是核酸等新技术的广泛使用,血液检测成本随之大幅增加。而血站向医疗机构供应血液的价格仍执行的是 2005 年由国家发改委制定的统一价格。随着检测试剂、设备及人力成本的增加,原有价格已难以支付采供血服务中的相关成本,在财政支持力度有限的背景因素下,已严重制约我国血液筛查策略的完善以及新技术新试剂的推广使用,对于血液安全具有潜在的威胁。随着核酸检测的全面推开以及未来血液筛查项目的增加,血液成本费用将会大幅度增加。

公共政策需兼顾稳定性与变动性,固定不变的政策无法保证其合理性和科学性。目前我国的血液相关政策更新调整周期较长,特别是血液定价机制长期保持不变,致使部分血液安全保障措施受到限制,无法进行及时更新和完善。对于部分输血传播疾病存在明显地域流行特点的同时,为保证临床用血价格稳定,各地区无法根据当地血液传播疾病特点调整完善相应的血液筛查策略;血站成本压力的增加,在很大程度上阻碍了血液检测新技术新方法的推广使用。科学合理的价格动态调整机制的缺失,在保证血液价格稳定的同时,也以牺牲了血液安全为代价。

因此,建议国家将公民临床用血及自体输血费用全额纳入基本医疗保障体系。

临床用血的价格由血液的采集、储存、分离、检验等成本费用组成。具体收费标准由各省价格主管部门会同卫生行政部门制定,建立血液收费标准与成本核算的动态调整机制。

(十一) 加强输血学科体系建设

我国从事输血工作的人员从业前大都未接受专业的输血医学学历教育,输血医学知识和技能皆由后天临床实践获得,而医学院校长期未能形成系统的输血医学教育体系。输血医学的一线工作者来源局限,知识面不够开阔,接受继续教育的机会不多,不能完全胜任当代输血医学实践的需要。

输血医学是一门多学科的医学交叉学科,也是一门独立性较强的专业。同发达国家相比,我国输血医学起步并不晚,但发展缓慢,与发达国家的差距依然很大,与目前我国社会经济的发展极不平衡,与临床医学各学科的发展也严重不匹配,在一程度上影响到临床血液供应及输血安全。

近年来,我国很多地区均不同程度地发生血液供应短缺、输血传播疾病及血液不合理输注等问题。西方很多著名的大学早在 20 世纪 60 年代就成立了独立的输血医学系,大力发展输血医学教育,建立了与医学教育、医疗事业发展相匹配的输血医学教育体系。输血医学整合了多种学科的概念、技术和相关知识,但在我国缺乏系统性的发展,从一定程度上反映了我国输血医学发展的滞后。

四、建立无偿献血服务体系建设机制

纵观发达国家采供血服务体系的发展,从早期的各医院自采自供,到成立血站集中采供,到目前的"分散采集、统一制备、集中检测",血液的采集由采血点完成,血液的制备在血站内完成,血液的检测由集中化检测实验室完成。采血点数量多,分布广,血液采集能力强;实验室数量少,人员精,设备全,能最大限度地保证检测质量。

目前,我国采供机构 452 家(含分站),有固定采血点 1380 个,与发达国家相比,我国采血点太少,实验室过多。采血点少,服务半径小,导致采血能力不足;实验室多,但多数规模小、设备差、技术人员不足,血液检测能力低。

因此,建议省级卫生行政部门负责本行政区域内血站规划、设立和监督管理,配合同级编制、人社、财政等部门建立推进采供血服务体系建设的有效机制。

地方各级人民政府领导本行政区域内的献血工作,统一规划并负责组织、协调有关部门建立采供血工作的保障机制,保证血液供应和安全。

五、提高血站的服务能力建设

(一) 完善血站的财政保障机制

血站属于公共卫生事业单位,其健康发展离不开政府投入。我国在"十五"期间,国家通过"国债"项目共投入 22.5 亿元支持中西部地区血站建设。近年来,中央财政每年通过转移支付地方艾滋病防治—血液安全项目支持全国血站加强能力建设,2013 年安排专项经费约 4156 万元。这些投入有力推进了全国血站服务体系和服务能力的发展,但与我国血液发展的需求还存在一定距离。2011 年我国卫生领域的总费用占国家 GDP 的 5.1%,约 2.4 万亿,而对血站的财政支出决算为 32.58 亿,仅占卫生领域支出的 0.14%,与发达国家相距甚远,不到加拿大的 50%。财政的有限投入,在一定程度上制约着血液安全保障水平的提升。

近年来,全国血液安全技术核查中发现很多地区对采供血工作的财政投入、重视程度均显不足,特别是对偏远地区的中小血站的支持力度更显不够,直接影响到无偿献血招募、血站质量管理及血液安全保障。

因此,建议各级人民政府加大财政投入,确实保障采供机构的正常运转和科学发展,保障血液安全。

(二) 健全采供血从业人员的激励机制

建立适合血站的绩效改革方案。与其他医疗卫生单位相比,血站体量小,因此,各类管理制度和改革方案大多参照公共卫生单位或医疗机构执行,而没有考虑到血站的特殊性。近年来,我国开展的人事制度和绩效工资改革,对血站产生了较大的影响,人员的积极性受到了打击,很多地区血站出现了人员外流的现象,也因此导致了部分地区出现血液供应紧张的态势。由于血站不同于一般的公共卫生事业单位,也不同于医疗机构,建议探索建立适合血站的激励机制。

(三) 增强科研投入,实施血液安全自主化战略

由于血液安全技术和产品责任重大,市场有限,民间资本和企业对血液安全研发投入十分有限。目前,各国的重大血液安全研究项目大都是政府投入。我国对于血液安全自主化战略重视程度不足,对血液安全和保障的研究经费投入有限,具有自主知识产权的血液安全技术和产品较少。我国血液安全不得不依赖国外技术和产品。

因此,建议设立血液安全自主化科研战略,推动血液产品、技术的自主化。启动国家级血液安全重大专项,做好血液安全科技创新的顶层设计。应围绕影响我国血液事业发展的突出问题,开展国家血液安全重大专项研究:

1. 集中攻克制约行业发展的共性关键技术和问题,力争形成一批拥有核心自主知识产权、技术水平国际领先、实用性强的血液安全新产品、新技术和新方法,在较大程度上降低未来发生血液安全事件的风险,从而确保我国的血液安全与公共卫生安全。

2. 解决和改善目前输血行业相关设备、试剂和技术很大程度依赖于进口的现状,突破血液安全自主化发展战略的制约瓶颈。最终实现关键技术国产化,逐步摆脱对国外产品的依赖,形成公开公平竞争的良性市场环境。

3. 对血液资源进行深度开发,研发高附加值产品,提高血液制品综合利用水平,减少血液资源的浪费。

4. 努力提升输血行业在国家科技创新中的整体地位,增强行业的竞争力。

5. 整合行业内外优势科技资源,鼓励和吸纳科研院所、行业重点实验室、创新基地、高校和大型企业参与重大专项的实施工作,特别是发挥企业在重大专项实施中的作用,实现产学研相结合、共同推进重大专项实施的格局。

六、完善血液安全的监督和保障机制

(一)完善无偿献血服务工作的监督评价机制

欧美等西方国家于 20 世纪 80 年代遭遇的因临床输血(血液和血液制品)而导致大量艾滋病病毒感染的重大事故后,重新完善和提高了自身的血站和服务评价体系。其中美国采用的药品管理模式是通过 FDA 监督血液质量,并通过美国血库协会(AABB)完成相应的采供血服务工作。而欧洲国家采用的血液管理模式是以国家血液(管理)中心为主导,其中德国的国家血液中心(PEI)是政府直属部门,法国的国家血液中心是由政府委托的部门。

采供血属于医疗卫生服务体系中的重要环节,投诉举报机制可有效规范投诉举报工作,高效履行卫生监督职责,及时处理血液投诉事件,切实维护献血者及受血者合法权益,实现卫生监督服务于民、贴近于民的目的。

1998 年颁布的《献血法》仅对血液不良事件发生后的"奖"与"惩"予以了规定,对于前期的投诉举报处理机制尚未提及。立法明确采供血投诉举报机制、责任主体等,将有效提高行业服务及管理人员对投诉举报工作重要性的认识,加快卫生监督体系建设步伐,加强投诉举报查处队伍能力建设,有利于形成全社会共同监督氛围,最终也必将推动采供血服务水平的提升。

(二)健全血液质量评价与血液安全监控机制

1998 年颁布的《献血法》明确规定了无偿献血是政府的职责,但未明确针对政府执行情况的监督检查机制。应当完善监督和评价制度,将各级政府无偿献血工作纳入行政考核指标,明确监督检查执行方、执行范围等,监督各级政府在无偿献血工作中承担的领导职责,组织和动员工作完成情况,从而加大各级地方政府对无偿献血工作的重视和支持力度,有力推动各地无偿献血工作的发展。

1998 年颁布的《献血法》第十条规定,血站应当根据国务院卫生行政部门规定的标准,保证血液质量。其对采供血及临床用血的监督评价机制、执行方、执行范围、原则等规定尚不完善,各级监管评价机构在执行中无法可依,且监督评价机制各种组成因素的不明确,将影响各类监管行为的公平性、公正性和规范性。

血液供需矛盾以及输血传播疾病风险都警示,现行的献血工作体制和机制已不能适时代发展的需要,如不及时采取有效措施,今后有可能发生严重的血液安全事件乃至公共卫生安全事件。

因此,建议国家建立血液质量评价机制。国家成立血液安全专家委员会,指导开展血液安全监测、研究、风险评估和预警等工作,为血液管理工作提供技术支持和决策支撑。国家建立血液安全中心,开展血液安全监测、研究、风险评估和预警等工作,开展血站质量评价工作。血站应当根据国务院卫生行政部门规定的标准,保证血液质量。

第四节　法律修订的建议

一、建议修改的内容

(一) 删除年龄、献血量、间隔期等技术性的要求

建议理由:

(1) 年龄、献血量、间隔期等属于技术性内容,建立由卫生行业标准来规定。

(2) 国家标准化管理委员会和卫生部已于 2011 年颁布了国家标准《献血者健康检查要求》(GB 18467—2011),其中对献血者的年龄、体重、血压等各项标准进行了规定,并已成为目前献血者筛查的主要技术类依据。国外对献血者的年龄等要求也通常另行制定规范或者标准性文件。因此,年龄等技术性标准建议在国家卫生行业标准中制定即可,而不再于法律中进行说明。

(3) 技术性要求应随着技术进步不断更新和改进,如:早期全血捐献国家规定间隔期是不少于 6 个月,但发展为成分捐献后,由于血液成分在体内恢复期不同,其间隔期也不一样,捐献机采血小板后捐献全血的间隔只需 2 周。

(二) 解决血站富余分离血浆再利用的法律依据问题

建议理由:

(1) 提高血浆资源的综合利用水平:目前,我国的血液制品(特别是白蛋

白、免疫球蛋白、凝血因子)供不应求,远远不能满足国内疾病预防、治疗的需要。随着人们生活水平的不断提高,血液制品需求也在逐年递增,用于生产血液制品的原料血浆缺口越来越大。我国生产血浆蛋白制品的原料血浆仅为单采血浆站采集的血浆。临床富余血浆可以一定程度上缓解血浆供应紧缺的问题。

(2) 防止临床富余血浆的报废:近几年我国血站年富余分离血浆约 300 吨左右。满足临床需求后的富余新鲜冰冻血浆只能在冻存 1 年后转为普通冰冻血浆,在随后的 4 年冻存期内如仍无法使用于临床,则不得不作为报废血进行报废处理。一方面,血液制品生产用原料血浆来源紧缺;另一方面,却造成了宝贵血液资源的巨大浪费;再一方面,血站库存压力增大,为保存大量的富余血浆需消耗一定的人力物力,加大了机构运行成本。

(3) 国外已有成熟经验:国外对于富余分离血浆的普遍做法是:有血液制品加工生产能力的国家,则委托本国企业进行加工。分离血浆委托加工所得血浆蛋白制品的分发使用由该国医疗保障体系的体制决定;没有血液制品加工生产能力的国家和地区,通过血液中心或者红十字会收集分离血浆后委托给其他国家的血浆加工企业进行协议加工(toll fractionation),支付加工费后产品返还至委托方。

(三) 公民临床用血费用纳入基本医疗保险,血液价格(收费标准)下放到省级政府

建议理由:

(1) 血费纳入医保体现政府关注民生,也是释放我国改革开放红利造福人民的举措之一。李克强总理提出"要深入了解群众的改革诉求,通过改革让老百姓受益"。着力保障和改善民生,使改革红利更多更公平惠及全体人民,将血液纳入基本医疗符合本次改革工作的总体方向。

(2) 世界卫生组织的建议:目前,血液和血液制品已被列入《世卫组织基本药物标准清单》。英国等发达国家及我国的香港地区也都将血液纳入基本医疗保险。

(3) 血液价格与成本核算的动态调节机制:随着社会经济的不断发展,经血传播病原体也在不断增加,血液筛查策略也应不断更新,保证血液安全的成本也在不断变化。因此,建立血液收费标准与成本核算的动态调节机制才能有效保证血液安全工作中的经费,保证血液安全。近年来,随着国内社会经济水平的不断提高,血站面临的运行成本也在不断增大,科学合理的价格动态调整机制,有利于我国采供血事业的良性发展。

(4) 有效推动血液安全技术进步:随着科学技术的发展,新技术新方法的检测灵敏度不断提高,及时有效地采用新技术新方法可以有效提高血液安全。因此,建立成本与收费联动的机制,可以有效地推动新技术新方法在血液安全中的应用,不断提高血液安全水平。

(5) 划分中央地方职责:我国地域辽阔,各地经济发展水平和速度也有较大的差异,此外,由于经血传播病原体的流行具有地域性特征,各地应制定各自相关的血液筛查策略。因此,各地保证血液安全的成本具有差异性,建立以省为单位的血液收费标准与成本核算的动态调节机制才能有效地保证血液安全,同时,进一步明确中央政府和地方政府的事权和财权。

(四) 从法律层面上取消互助献血

建议理由:

(1) 互助献血存在血液安全风险。

(2) 世界卫生大会决议(WHA63.12号)敦促所有会员国以自愿无偿献血为基础发展全国血液供应体制,努力实现自给自足的目标。

(3) 互助献血难以操作:对于互助献血者的身份,目前法律没有明确的界定;互助献血流程无明确的规定,导致互助献血在具体实施中存在影响血液安全的因素。

(4) 互助献血仅是无偿献血的补充性措施。

(5) 2018年2月起,国家卫生计生委已要求全国停止互助献血。

二、建议增加的内容

(一) 明确血液的资源属性

建议理由:血液是宝贵稀有的资源,血液安全关系到国家安全,很多发达国家都将血液纳入了国家战略资源管理。明确血液的资源属性,有利于社会各界关心保护血液资源,关爱献血者,有利于建立良好的无偿献血社会氛围。

(二) 建立国家血液安全专家委员会,成立国家血液安全中心

建议理由:

(1) 血液工作专业性较强,和一般的卫生行政管理工作不同,需要专业的背景和专业的知识才能有效地管理。

(2) 血液工作需要跨部门多行业的合作,血液安全工作牵涉面广,因此需要建立一个跨部门多行业专家参与的专家委员会,为行政和管理工作提高咨询和服务。

(3) 美国、日本等发达国家均成立了国家级的血液安全专家委员会。

(4) 国家血液安全管理中心是国家级的管理和咨询机构,法国等在出现血液安全事件后均通过成立国家级血液安全管理机构来管理引导全国的血液工作,保证血液安全。

(三) 增加血液安全监督相关条款

建议理由:

(1) 明确监督职责。

(2) 强化执行力度。

(四) 建立输血感染经血传播疾病保险分担机制

建议理由：

(1) 经血传播疾病已经成为社会问题。我国暂无有效机制解决因输血感染经血传播疾病引发的相关社会问题。

(2) 从国外的做法看，瑞典、德国、丹麦、英国分别实行了保险、无过错赔偿基金方案和无过错政府补偿制度。我国香港地区设立艾滋病信托基金，其中的特惠补助金支付费用给在 1985 年 8 月前因输血或血制成品而感染艾滋病病毒的香港居民。

(五) 建立不良反应报告制度，保障血液安全

建议理由：

(1) 输血是医疗技术，技术风险是客观存在的。

(2) 经血传播疾病病原体不断增加。

(3) 检测技术不断更新。

(4) 血液安全风险存在地区差异。

(5) 输血不良反应报告。

(六) 增加产品准入制度

建议理由：

(1) 现阶段存在产品风险：我国个别血站能力建设相对滞后，其制备的血液成分可能具有潜在安全风险。

(2) 进一步保证产品质量：成分输血是输血技术发展的必然趋势，各地方血站随着业务的扩展，不断新增血液成分产品，为保证产品质量安全，切实保障血液安全，需要加强监管，设置产品准入制度。

(3) 国外有成功经验：美国对血液产品准入的做法是根据 Title 21,CFR, Part 607. 实施血液与血液产品机构的登记注册制度(blood establishment registration and product)。

(七) 从业人员准入制度

建议理由：

(1) 血液安全关系到人民健康。

(2) 采供血从业人员考试已有成熟经验。

(3) 与国家行政许可法要求相符。

(4) 国外有成功经验：美国部分州(如新泽西州)的法律明确规定，采血人员必须具有护士资格。实验室检测人员则需要相关理化检验的资质证明。

第五章

地方落实《献血法》的情况

第一节　地方性法规修订汇总

我国输血管理的地方性法规主要是包括各省、自治区、直辖市的人大常委会通过并颁布的公民无偿献血条例或实施《献血法》办法等。截至目前,全国31个省(自治区、直辖市)均已颁布了地方无偿献血条例或实施办法,其中18个省(自治区、直辖市)已完成首次或二次修订(表5-1)。此前一直未出台相应法规的西藏和青海已分别于2015年和2017年出台了《西藏自治区实施〈中华人民共和国献血法〉办法》和《青海省实施〈中华人民共和国献血法〉办法》,保证了《献血法》在地方实施层面的全面落地。黑龙江、天津、安徽等7个省(直辖市)的地方性法规是在1998年《献血法》出台后修订,于1999年颁布实施的,时间间隔较长。2010年以后,部分省市进行修订过的地方性法规收录在本书的附录部分,可参考阅读。

表5-1　《献血法》地方法规汇总表

序号	省(市)	首次颁布			最新修订		
		名称	实施时间	其他	名称	修订时间	其他
1	北京	北京市公民献血用血管理办法	1999年	北京市人民政府第45号令	北京市献血管理办法	2009年	北京市人民政府令第214号
2	天津	天津市公民义务献血和血液管理条例	1996年	天津市第十二届人民代表大会常务委员会第二十二次会议通过	天津市献血条例	1999年	天津市第十三届人民代表大会常务委员会第五次会议

续表

序号	省(市)	首次颁布			最新修订		
		名称	实施时间	其他	名称	修订时间	其他
3	河北	河北省公民义务献血管理办法	1995年	河北省人民政府令第138号	河北省实施《中华人民共和国献血法》办法	2000年	河北省人大常委会
4	山西	山西省医用血液管理条例	1993年	山西省第八届人民代表大会常务委员会第五次会议	山西省公民献血条例	2000年	山西省人大常委会
5	内蒙古	内蒙古自治区公民献血条例	1996年	内蒙古自治区第八届人民代表大会常务委员会第二十一次会议	内蒙古自治区实施《中华人民共和国献血法》办法	2000年	内蒙古自治区第九届人民代表大会常务委员会第十三次会议
6	辽宁	辽宁省实施《中华人民共和国献血法》办法	2000年	辽宁省第九届人民代表大会常务委员会第十九次会议通过	—	—	—
7	吉林	吉林省献血条例	2003年	吉林省第九届人民代表大会常务委员会公告(第96号)	—	—	—
8	黑龙江	黑龙江省血站和血液管理办法	1993年	黑龙江省人民政府	黑龙江省献血条例	1999年	黑龙江省第九届人民代表大会常务委员会公告第30号
9	上海	上海市献血条例	1998年	上海市第十一届人民代表大会常务委员会第五次会议通过	上海市献血条例(2010年修订)	2010年	上海市人民代表大会常务委员会公告第24号
10	江苏	江苏省献血条例	2000年	江苏省第九届人民代表大会常务委员会第十六次会议	江苏省人大常委会关于修改《江苏省献血条例》的决定	2017年	江苏省第十二届人民代表大会常务委员会第三十一次会议

续表

序号	省(市)	首次颁布			最新修订		
		名称	实施时间	其他	名称	修订时间	其他
11	浙江	浙江省实施《中华人民共和国献血法》办法	2001年	浙江省第九届人民代表大会常务委员会第二十九次会议通过	浙江省实施《中华人民共和国献血法》办法(2013年修订)	2013年	浙江省第十二届人民代表大会常务委员会第五次会议修订
12	安徽	安徽省公民义务献血条例	1997年	安徽省第八届人民代表大会常务委员会第三十四次会议通过	安徽省实施《中华人民共和国献血法》办法	1999年	安徽省第九届人民代表大会常务委员会第十一次会议通过
13	福建	福建省公民献血条例	2000年	福建省第九届人民代表大会常务委员会第十九次会议通过	—	—	—
14	江西	江西省实施《中华人民共和国献血法》办法	2003年	江西省第九届人民代表大会常务委员会第三十三次会议通过	—	—	—
15	山东	山东省实施《中华人民共和国献血法》办法	2000年	山东省第九届人民代表大会常务委员会第十六次会议通过	山东省实施《中华人民共和国献血法》办法(2004年修订)	2004年	山东省十届人大常委会第九次会议
16	河南	河南省公民献血管理条例	1994年	河南省第八届人民代表大会常务委员会第七次会议通过	河南省实施《中华人民共和国献血法》办法	1999年	河南省第九届人民代表大会常务委员会第十一次会议通过
17	湖北	湖北省实施《中华人民共和国献血法》办法	2000年	湖北省第九届人民代表大会常务委员会第十八次会议	—	—	—

序号	省(市)	首次颁布			最新修订		
		名称	实施时间	其他	名称	修订时间	其他
18	湖南	湖南省实施《中华人民共和国献血法》办法	2006年	湖南省第十届人民代表大会常务委员会第二十三次会议通过	—	—	—
19	广东	广东省实施《中华人民共和国献血法》办法	1998年	广东省人民政府第45号	广东省实施《中华人民共和国献血法》办法	2017年	广东省人民政府第十二届110次常务会议
	深圳	深圳经济特区公民无偿献血及血液管理条例	1995年	深圳市第二届人民代表大会常务委员会第一次会议	深圳经济特区无偿献血条例	2014年	深圳市第五届人民代表大会常务委员会公告第一七二号
20	广西	广西壮族自治区献血条例	2001年	广西壮族自治区第九届人民代表大会常务委员会第二十五次会议	广西壮族自治区献血条例(2010年二次修正)	2010年	广西壮族自治区第九届人民代表大会常务委员会第二十五次会议通过
21	海南	海南省公民无偿献血条例	1996年	海南省第一届人民代表大会常务委员会第二十二次会议通过	海南经济特区公民无偿献血条例	2012年	海南省第四届人民代表大会常务委员会第二十七次会议通过
22	重庆	重庆市献血条例	1999年	重庆市第一届人民代表大会常务委员会第十三次会议通过	重庆市献血条例	2017年	重庆市四届人大常委会第四十二次会议修订通过
23	四川	四川省公民献血条例	1996年	四川省第八届人民代表大会常务委员会第二十三次会议通过	四川省公民献血条例(1998年修正)	1998年	四川省第九届人民代表大会常务委员会第四次会议

续表

序号	省(市)	首次颁布			最新修订		
		名称	实施时间	其他	名称	修订时间	其他
24	贵州	贵州省献血条例	2000年	贵州省第九届人民代表大会常务委员会第十九次会议	—	—	—
25	云南	云南省贯彻《中华人民共和国献血法》实施意见	2001年	(云政发〔2001〕5号)	—	—	—
26	西藏	西藏自治区实施《中华人民共和国献血法》办法	2015年	西藏自治区第十届人民代表大会常务委员会第二十次会议审议通过	—	—	—
27	陕西	陕西省实施《中华人民共和国献血法》办法	2003年	陕西省第十届人民代表大会常务委员会通过	—	—	—
28	甘肃	甘肃省实施《中华人民共和国献血法》办法	1999年	甘肃省人民政府第三十三次常务会议通过	—	—	—
29	青海	青海省实施《中华人民共和国献血法》办法	2017年	青海省第十二届人民代表大会常务委员会第三十五次会议通过	—	—	—
30	宁夏	宁夏回族自治区献血管理办法	1999年	宁夏回族自治区人民政府第二十八次常务会议讨论通过	—	—	—
31	新疆	新疆维吾尔自治区实施《中华人民共和国献血法》若干规定	2000年	新疆维吾尔自治区第九届人民代表大会常务委员会第十八次会议	—	—	—

第二节　地方性法规修订的新趋势

为了保证地方性法规能有较强的指导性,满足地方无偿献血事业的发展需求,在颁布地方性献血条例或实施《献血法》办法的 31 个省(自治区、直辖市)中,有 18 个省(自治区、直辖市)已对法规进行了再修订工作,尤其近几年各地修订的条例或办法均体现出一些共性,这也是在无偿献血工作不断发展的过程中对上位法《献血法》的补偿和发展,有很好的借鉴作用。

一、无偿献血的工作机制不断完善

(一)明确政府对献血工作的统一领导和组织保障

多地在法规修订过程中进一步强调了无偿献血工作的政府主导地位,要求政府要建立献血工作协调机制,加强统筹协调;多省(自治区、直辖市)成立了由副省级负责同志任组长、多部门参与的无偿献血领导机构,协调解决无偿献血工作面临的重点、难点问题。以 2017 年全国血液安全督导检查数据为例,全国有四川、天津、甘肃等 17 个省(自治区、直辖市)成立了无偿献血领导机构,统筹指导本地的无偿献血工作。河北、辽宁、安徽、湖南、云南等省所辖地市也参照省级无偿献血领导小组的组成结构,成立了由分管副市长或副州长任组长的市级无偿献血领导小组,安排部署年度工作计划、协调各部门开展无偿献血工作(表 5-2)。

表 5-2　2017 年省级无偿献血领导小组建立情况

序号	省份	是否成立无偿献血领导小组	组长职务	序号	省份	是否成立无偿献血领导小组	组长职务
1	北京	是		10	江西	是	分管副省长
2	天津	是	分管副市长	11	河南	是	副省级
3	河北	是	分管副省长	12	海南	是	副省长
4	内蒙古	是	区人民政府副主席	13	四川	是	副省长
5	辽宁	是		14	贵州	是	省卫计委医政医管处处长
6	吉林	是	省政府副秘书长	15	西藏	是	区人民政府副主席
7	黑龙江	是	主管副省长	16	甘肃	是	副省长
8	上海	是		17	青海	是	正厅级
9	江苏	是	省政府副秘书长				

注:统计依据 2017 年全国血液安全技术核查报告及调研结果

（二）相关行政部门的职责进一步明确

国家卫生计生委下发的《关于进一步加强血液管理工作的意见》(国卫医发〔2015〕68号)中明确提出"建立健全政府领导、多部门合作、全社会参与的无偿献血长效工作机制"。无偿献血工作不是血液中心或卫生行政部门可以完成的，需要各相关行政部门的联动配合，尤其在宣传动员工作中，需要市政规划、交通管理部门、宣传部门的支持。多省市在新修订的法规中对所涉及的行政部门的职责进行了明确规定，确保各部门能切实履行职责。如《深圳经济特区无偿献血条例》有如下规定：

"第七条 各有关行政管理部门按照职责做好无偿献血有关工作。

规划部门应当将无偿献血站(点)建设纳入城市规划，按照方便无偿献血者献血的原则，在卫生行政部门提出献血站(点)设置意见的基础上，综合交通、人流量等因素，规划献血站(点)或者在建成区合理设置献血站(点)；

发展改革部门应当依据相关规定对献血站(点)建设项目进行审批；

公安机关交通管理部门应当合理设置捐血车道路停放点；

交通运输管理部门应当在合理位置设置固定献血站(点)的指示牌；

城市管理部门应当对无偿献血活动和无偿献血公益户外广告设置予以协助、支持，提供必要的条件和便利；

教育部门应当将血液及无偿献血知识纳入中小学生健康(卫生)教育范围，在小学、初中和高中各阶段安排血液和无偿献血的知识内容；

宣传部门负责对全市无偿献血公益广告进行统筹规划、综合协调；

市场监管部门负责无偿献血公益广告的监督管理；

财政部门应当保障无偿献血站(点)设置、宣传教育、监督管理、人员培训等工作所需经费。"

（三）完善政府部门考核机制

为进一步落实政府责任，多省市将"无偿献血工作纳入政府目标管理或精神文明建设评价体系"写入献血条例或实施办法中。如广东省、浙江省均在法规中要求各级人民政府应当将本行政区域内的无偿献血工作情况纳入地方人民政府绩效考核和文明城市、社区、单位考评体系。

二、多措并举，营造无偿献血新氛围

（一）加强无偿献血的宣传动员工作

在各地临床用血量不断增加，季节性、偏型性缺血时有发生的情况下，无偿献血的宣传动员工作更加重要。因此，多省市以确定本辖区的宣传周、宣传月的方式进一步推动无偿献血的宣传工作，如重庆市规定每年6月的第3周为本市献血宣传周；青海省规定每年6月为全省自愿无偿献血宣传月；江苏省规定每年12月为全省无偿献血宣传月等。同时,各省市在修订法规时对各组织、各单位在无偿献血宣传动员工作中的职责进行了明确,如《浙江省实施〈中华人民共和国献血法〉办法》第六条、第七条中规定:

"卫生行政部门应当加强献血法律、法规、政策和知识等方面的宣传教育,协调、指导有关部门和单位开展献血宣传;教育行政部门应当将献血知识编入中小学地方教材;科学技术、司法行政部门应当将献血宣传教育纳入科普、普法教育内容。

第七条 报纸、广播、电视、网络等新闻媒体应当开展献血的社会公益宣传教育,定期刊播献血知识和公益广告,积极宣传献血先进事迹、典型人物。

车站、机场、码头、广场、公园、影剧院、医院、商场等公共场所,公共交通工具的运营单位以及村(居)民委员会,应当通过其设置或者管理的宣传栏、公共视听载体等设施,以宣传画、标语、宣传片等形式,积极开展献血宣传教育。"

(二)不断创新无偿献血者的激励机制

为提高公民的献血积极性,各省市在献血条例或实施办法中出台了针对献血者的优惠政策,如《江苏省献血条例》中规定对于在本省获得国家无偿献血奉献奖、无偿捐献造血干细胞奖和无偿献血志愿服务终身荣誉奖的个人,《浙江省实施〈中华人民共和国献血法〉办法》中规定对荣获国家无偿献血奉献奖的献血者,均可凭相关证件享受"三免"政策,即免公共交通费、免公园门票费、免非营利性医疗机构门诊诊查费。同时,鼓励各区县根据本地实际,制定本行政区域关爱献血者的具体措施。

(三)提高献血者及其亲友的用血保障水平

为了进一步体现对献血者的献血行为的感谢和关怀,并产生激励作用,多地在献血者及其亲属临床用血时也给予一定的优惠政策。首先,在法规中明确无偿献血者享有优先用血权利。其次,献血者及亲属可按照献血量免交一定的临床用血费用。第三,对于献血者报销血费难的问题,多地也在法规中对报销流程进行了简化,尽量让献血者在医疗机构就完成血费的减免,再由医院与血站进行结算。如重庆市刚修订的《重庆市献血条例》中就对原条例中对献血者用血免交相关费用的情况,从献血量和献血年限方面做出了限制,同时还对规定中未履行献血义务的公民,用血时按照临床用血费用的3倍支付用血补偿金等与上位法不一致的规定进行了删除,并重新作出规定:一是献血者临床用血,免交所有临床用血费用;二是献血者直系亲属临床用血,自献血者献血之日起3年内,按照献血量等量免交临床用血费用;三是废止用血补偿金制度。

无论是多渠道、多形式的正向宣传或是通过各项激励机制提高无偿献血者的荣誉感,或是提高献血者及其亲属的用血保障水平,都是为了营造无偿献血的社会新氛围,使"无偿献血"这一高尚行为得到社会的认可和尊重,从而让更多的人愿意参与到无偿献血的队伍中来,推动无偿献血工作的长足、稳定发展。

部分省(市)献血法实施办法或细则

附录一 上海市献血条例

上海市献血条例

(1998年9月22日上海市第十一届人民代表大会常务委员会第五次会议通过 根据2010年9月17日上海市第十三届人民代表大会常务委员会第二十一次会议通过 2010年9月17日上海市人民代表大会常务委员会公告第24号公布 自公布之日起施行的《上海市人民代表大会常务委员会关于修改本市部分地方性法规的决定》修正)

第一章 总则

第一条 为保证本市医疗临床用血需要和安全,保障献血者和用血者身体健康,发扬人道主义精神,促进社会主义物质文明和精神文明建设,根据《中华人民共和国献血法》和其他法律、行政法规的规定,结合本市实际情况,制定本条例。

第二条 在本市行政区域内的单位和个人适用本条例。

第三条 本市依法实行无偿献血制度。

本市提倡十八周岁至五十五周岁(以下称适龄)的健康公民自愿献血。

单位和公民应当自觉参与献血活动。

第四条 各级人民政府及有关部门应当采取措施广泛宣传献血的意义,普及血液和献血的科学知识,开展预防和控制经血液途径传播的疾病的教育。

广播、电影、电视、报刊等新闻媒介应当开展献血的社会公益性宣传。

各类学校应当将血液和献血的科学知识纳入健康教育的课程或者开设专题讲座。

第二章 机构及其职责

第五条 市和区、县人民政府领导管辖范围内的献血工作,负责制定和下达年度献血计划,保证献血工作经费,统一规划并负责组织、协调有关部门共同做好献血工作。

第六条　市卫生行政部门是本市行政区域内献血工作的主管部门,其主要职责是:

(一) 拟订本市年度献血计划,督促、检查献血计划的实施;

(二) 制定献血、采血、供血、医疗临床用血的管理制度和技术规范;

(三) 负责本市采集、提供医疗临床用血的机构(以下简称采供血机构,指血液中心和血站)的设置和医疗机构应急采血的审批工作;

(四) 负责本市与外省市的血液调剂工作;

(五) 负责献血、采血、供血和医疗临床用血的监督管理;

(六) 实施奖励和处罚。

第七条　区、县卫生行政部门负责管辖范围内献血的监督管理工作,其主要职责是:

(一) 根椐本市年度献血计划,拟订本区、县的年度献血实施计划,安排、指导和督促献血实施计划的落实;

(二) 负责本区、县所属的采供血机构采血、供血的监督管理;

(三) 负责献血、医疗临床用血的监督管理;

(四) 实施奖励和处罚。

第八条　市和区、县卫生行政部门设立的血液管理机构,承担管辖范围内献血、采血、供血和医疗临床用血的日常管理工作。

第九条　各级财政、物价、教育、人事、公安、工商行政管理、劳动和社会保障、建设、广播电影电视、新闻出版、文化等行政部门应当按照各自职责,协同做好献血工作。

第十条　本市各级红十字会依法参与推动献血工作。

第三章　献血管理

第十一条　市卫生行政部门根据全市的医疗临床用血需求量和适龄公民人数,拟订本市年度献血计划,报市人民政府批准后下达至区、县人民政府。

区、县卫生行政部门根据市人民政府下达的年度献血计划,拟订本区、县的年度献血实施计划,报同级人民政府批准后,下达至各单位(包括中央和外省、市、自治区在本市的单位,下同)和乡(镇)人民政府、街道办事处。

第十二条　各单位应当动员和组织本单位的适龄公民(含外来务工人员)参加献血,保证本单位年度献血计划的完成。

乡(镇)人民政府、街道办事处应当动员和组织本地区内无工作单位的适龄公民(含外来暂住人员)参加献血,保证本地区年度献血计划的完成。村民委员会、居民委员会应当配合乡(镇)人民政府或者街道办事处开展献血工作。

第十三条 有工作单位的公民,可以由所在单位组织献血,也可以凭本人《居民身份证》直接向所在单位或者居住地的区、县血液管理机构登记献血,其献血量计入所在单位的年度完成献血数。

无工作单位的公民,可以由居住地的乡(镇)人民政府、街道办事处组织献血,也可以凭本人《居民身份证》直接向居住地的区、县血液管理机构登记献血,其献血量计入所在地区的年度完成献血数。

公民可以凭本人《居民身份证》直接到采供血机构设置的采血点或者流动采血车献血,其献血量可以计入所在单位或者地区的年度完成献血数。

第十四条 本市鼓励国家工作人员、现役军人和高等学校在校学生率先献血,为树立社会新风尚作表率。

现役军人率先献血的具体办法,由市人民政府会同驻沪部队按照国家有关规定另行制定。

第十五条 市或者区、县血液管理机构指定的采供血机构或者医疗机构对献血的公民必须免费进行必要的健康检查,对检查合格者发给献血健康检查合格证明。

采供血机构和医疗机构对献血的公民进行献血健康检查时,必须核对公民的《居民身份证》。

第十六条 采供血机构对献血者每次采集血液量一般为二百毫升,最多不得超过四百毫升,两次采集间隔不少于六个月。

第十七条 采供血机构应当向献血者发给国务院卫生行政部门制作的无偿献血证书。

第十八条 区、县血液管理机构应当向完成年度献血计划的单位和乡(镇)人民政府、街道办事处,发给市卫生行政部门制作的完成献血计划证书。

卫生行政部门对未能完成年度献血计划的单位,可以发出限期完成献血计划通知书;逾期仍未完成献血计划的,可以按照未完成计划献血量等量用血费的五倍,对其征收献血补偿金。

献血补偿金应当用于发展献血事业,不得挪作他用。

第十九条 禁止非法组织他人出卖血液。

禁止雇佣他人冒名献血。

禁止伪造、涂改、出租、买卖、转借完成献血计划证书或者无偿献血证书。

第四章 采血和供血

第二十条 本市实行采血、供血许可制度。

未经市卫生行政部门批准,任何单位和个人不得从事采血、供血活动。

第二十一条 采供血机构是不以营利为目的的公益性组织。

设置采供血机构,必须向市卫生行政部门提出申请,由市卫生行政部门按照国家有关规定审批。对符合执业条件的,发给采供血机构执业许可证。

采供血机构必须按照采供血机构执业许可证核定的执业范围从事采血、供血活动,并为献血者提供各种安全、卫生、便利的条件。采供血机构在执业场所以外设置采血点或者配备流动采血车,必须经市卫生行政部门批准。

第二十二条　采供血机构采血时应当核对献血公民的《居民身份证》和献血健康检查合格证明。

采供血机构采集血液必须严格遵守有关操作规程和制度,采血必须由具有采血资格的医务人员进行,并使用符合国家标准的一次性采血器材,用后必须销毁。

采供血机构应当根据国家和本市规定的标准,保证血液质量。采供血机构对采集的血液必须进行检测,未经检测或者检测不合格的血液,不得向医疗机构提供;对血液的检测、分离、包装、储存、运输,必须符合国家规定的卫生标准和要求。

采供血机构应当按照市血液管理机构批准的医疗临床用血计划,及时向医疗机构供血。

第二十三条　采供血机构无法及时提供急救所需血液的,必须向市卫生行政部门报告。

经市卫生行政部门批准后,实施急救的医疗机构可以临时采集血液,但必须严格遵守采血操作规程和制度,确保采血用血安全。

第二十四条　无偿献血的血液必须用于临床,不得买卖。采供血机构和医疗机构不得将无偿献血的血液出售给单采血浆站或者血液制品生产单位。

第五章　医疗临床用血

第二十五条　本市实行公民个人储血、家庭成员互助、单位互助和社会援助相结合的用血制度。

在本市献血的公民(以下称本市献血者)有优先用血的权利。

第二十六条　本市献血者需要医疗临床用血的,凭本人《居民身份证》和无偿献血证书用血。

第二十七条　有工作单位的不符合献血条件的公民需要医疗临床用血的,凭所在单位的完成献血计划证书用血。

有工作单位的适龄健康公民未献血的,需要医疗临床用血的,应当向单位所在地的区、县血液管理机构办理用血证明,并交纳用血互助金。

未完成年度献血计划的单位,其职工需要医疗临床用血的,单位应当向所在地的区、县血液管理机构交纳用血互助金。

第二十八条　无工作单位的不符合献血条件的公民需要医疗临床用血的,凭家庭成员中本市献血者的无偿献血证书和户口簿或者有关证明向居住地的区、县血液管理机构办理用血证明;有适龄健康家庭成员而不能互助解决医疗临床用血的,凭户口簿向居住地的区、县血液管理机构办理用血证明,并交纳用血互助金。

无工作单位的未献血的适龄健康公民需要医疗临床用血的,凭户口簿向居住地的区、县血液管理机构办理用血证明,并交纳用血互助金。

第二十九条　六十周岁以上的公民需要医疗临床用血的,凭本人《居民身份证》用血,免交用血互助金。

无工作单位的公民因本人及其家庭成员年龄或者健康状况均不符合献血条件,需要医疗临床用血的,凭户口簿和有关证明向居住地的区、县血液管理机构办理用血证明。

第三十条　急救病人需要医疗临床用血的,医疗机构应当先提供所需血液,病人及其家庭成员或者其所在单位必须按照本条例的规定补办用血手续。

第三十一条　公民医疗临床用血后,符合下列条件之一的,区、县血液管理机构应当退还单位或者公民交纳的用血互助金:

(一) 单位在规定期限内完成年度献血计划的;

(二) 公民或者其家庭成员在规定期限内在本市献血的;

(三) 公民及其家庭成员均因年龄或者健康状况不符合献血条件的。

第三十二条　公民医疗临床用血时,医疗机构按照国家规定的标准收取用于血液的采集、储存、分离、检验等费用。

本市献血者及其无工作单位的家庭成员按照下列规定,减免上款规定的费用及本条例规定的用血互助金:

(一) 本市献血者自献血之日起五年内医疗临床用血的,按献血量的五倍免费用血,并免交用血互助金;自献血之日起五年后医疗临床用血的,按献血量等量免费用血,并免交用血互助金;

(二) 本市献血者自献血之日起五年内,其不符合献血条件的家庭成员需要医疗临床用血的,按献血量等量免费用血,并免交用血互助金。

第三十三条　医疗机构应当根据医疗临床用血的需要,制定医疗临床用血计划,报医疗机构所在地的区、县血液管理机构审核同意,并经市血液管理机构批准后安排医疗临床用血。

市卫生行政部门可以根据本市供血的情况,对医疗机构临床用血计划进行调整。

第三十四条　医疗机构应当到市血液管理机构指定的采供血机构领取血液,并严格遵守血液储存管理制度。

医疗机构应当按照国家规定对医疗临床用血进行核查。未经核查或者经核查不符合国家规定标准的血液,不得用于医疗临床。

医疗机构在病人医疗临床用血前,必须核对本条例规定的用血证明和有关证件。

第三十五条 医疗机构医疗临床用血应当执行输血技术规范,遵循合理、科学的原则,积极推行成份输血和自身输血,不得浪费和滥用血液。

第六章 奖励与处罚

第三十六条 对下列单位和个人,市或者区、县人民政府和红十字会给予表彰奖励:

(一)无偿献血累计一千毫升以上的个人;

(二)连续三年超额完成年度献血计划的单位;

(三)在无偿献血宣传、教育工作中成绩显著的单位和个人;

(四)在医疗临床用血新技术的研究和推广中成绩显著的单位和个人;

(五)其他为献血、采血、供血和医疗临床用血工作做出显著成绩的单位和个人。

第三十七条 伪造、涂改、出租、买卖、转借完成献血计划证书或者无偿献血证书的,由市或者区、县卫生行政部门没收该证件,并处以五百元以上五千元以下的罚款。

雇佣他人冒名献血的,市或者区、县卫生行政部门对单位处以一万元以上五万元以下的罚款,情节严重的,处以五万元以上十万元以下的罚款;对个人处以一千元以上五千元以下的罚款,情节严重的,处以五千元以上一万元以下的罚款。

第三十八条 违反本条例规定,有下列行为之一的,由市或者区、县卫生行政部门予以取缔,没收违法所得,可以并处一万元以上五万元以下的罚款,情节严重的,处以五万元以上十万元以下的罚款;构成犯罪的,依法追究刑事责任:

(一)非法采集血液的;

(二)出售无偿献血的血液的;

(三)非法组织他人出卖血液的。

第三十九条 采供血机构违反操作规程和制度采集血液,由市或者区、县卫生行政部门责令改正;给献血者健康造成损害的,应当依法赔偿,对直接负责的主管人员和其他直接责任人员,依法给予行政处分;构成犯罪的,依法追究刑事责任。

采供血机构对医疗临床用血的检测、分离、包装、储存、运输,不符合国家规定的卫生标准和要求的,由市或者区、县卫生行政部门责令改正,给予警告,可以并处一千元以上一万元以下的罚款。

采供血机构向医疗机构提供不符合国家和本市规定标准的血液的,由市或者区、县卫生行政部门责令改正;情节严重,造成经血液途径传播的疾病传播或者有传播严重危险的,限期整顿,对直接负责的主管人员和其他直接责任人员,依法给予行政处分;构成犯罪的,依法追究刑事责任。

第四十条　医疗机构的医务人员违反本条例规定,在病人医疗临床用血前未核对本条例规定的用血证明和有关证件的,由市或者区、县卫生行政部门责令改正,并可以对当事人依法给予行政处分。

医疗机构的医务人员违反本条例的规定,将不符合国家规定标准的血液用于患者的,由市或者区、县卫生行政部门责令改正;给患者健康造成损害的,应当依法赔偿,对直接负责的主管人员和其他直接责任人员,依法给予行政处分;构成犯罪的,依法追究刑事责任。

第四十一条　拒绝、阻碍卫生执法人员依法执行职务,扰乱献血工作秩序,违反《中华人民共和国治安管理处罚条例》的,由公安部门依法处罚;构成犯罪的,依法追究刑事责任。

第四十二条　卫生行政部门作出行政处罚,应当出具行政处罚决定书。收缴罚款和没收财物时,应当出具市财政部门统一制发的收据。

罚没款全部上缴国库。

第四十三条　当事人对行政部门的具体行政行为不服的,可以依照《行政复议条例》或者《中华人民共和国行政诉讼法》的规定,申请复议或者提起诉讼。

当事人对具体行政行为逾期不申请复议,不提起诉讼,又不履行的,做出具体行政行为的部门可以申请人民法院强制执行。

第四十四条　卫生行政部门的工作人员玩忽职守、滥用职权、徇私舞弊的,由其所在单位或者上级主管部门依法给予行政处分;构成犯罪的,依法追究刑事责任。

第七章　附则

第四十五条　本条例所称家庭成员,是指公民的配偶、子女、父母、公婆、岳父母。

第四十六条　外省市来沪就医的公民需要医疗临床用血的,参照本条例公民医疗临床用血的有关规定执行。

第四十七条　在本市的外国公民、华侨、中国香港特别行政区居民、中国澳门地区居民和中国台湾地区居民可以凭有效身份证件参加献血;需要医疗临床用血的,凭本人的有效身份证件用血。

第四十八条　本条例施行前在本市无偿献血的公民,本人及其无工作单位的家庭成员需要医疗临床用血的,按照本条例的规定执行。

本条例施行前在本市义务献血的公民,本人及其无工作单位的家庭成员自献血之日起五年内需要医疗临床用血的,按献血量等量用血,免交用血互助金,但不减免本条例第三十二条第一款所列的费用。

第四十九条 本条例自 1998 年 10 月 1 日起施行。1989 年 1 月 28 日上海市第九届人民代表大会常务委员会第六次会议通过的《上海市公民义务献血条例》同时废止。

附录二 江苏省献血条例

江苏省献血条例

江苏省人大常委会公告

第 61 号

《江苏省人民代表大会常务委员会关于修改〈江苏省献血条例〉的决定》已由江苏省第十二届人民代表大会常务委员会第三十一次会议于 2017 年 7 月 21 日通过,现予公布,自 2017 年 9 月 1 日起施行。

江苏省人民代表大会常务委员会

2017 年 7 月 21 日

江苏省第十二届人民代表大会常务委员会第三十一次会议决定对《江苏省献血条例》作如下修改:

一、将第二条修改为:"本省依法实行公民无偿献血制度。

"提倡十八周岁至五十五周岁(以下称适龄)的健康公民自愿献血;既往无献血反应、符合健康检查要求的多次献血者,自愿献血的年龄可以延长至六十周岁。

"鼓励符合献血条件的国家工作人员、现役军人、医务人员每两年献血一次以上,高等学校学生在校期间献血一次以上。

"鼓励符合献血条件的公民多次、定期献血以及捐献造血干细胞。"

二、将第三条第一款修改为:"县级以上地方人民政府应当加强对献血工作的领导,将献血工作经费纳入本级财政预算,根据采供血服务规模合理配备人员、设施和设备,建立献血工作联席会议制度,统一规划并组织、协调有关部门共同做好献血工作。"

三、增加一条,作为第六条:"设区的市、县(市、区)人民政府应当按照城乡统筹、方便献血的原则,合理规划布局采血点。卫生行政部门应当组织采供血机构,根据规划设置采血点,公安、财政、规划、城市管理等部门和有关单位应当予以配合。

"卫生行政部门应当会同公安、城市管理等部门确定流动采血车停靠点。有关单位应当为流动采血车的停靠等提供便利。"

四、将第十三条改为第十四条,将第二款修改为:"各新闻单位应当采取多种形式开展无偿献血的社会公益性宣传,免费刊播公益广告,普及献血法律、法规和科学知识,宣传献血先进人物。"

将第四款修改为:"每年十二月为全省无偿献血宣传月。"

五、增加一条,作为第十五条:"鼓励公民参加献血志愿服务活动,其所在单位应当予以支持。

"鼓励单位和个人对献血事业进行捐赠。采供血机构可以依法接受捐赠,用于对献血者的关爱和无过错用血感染人员的救助等。"

六、将第十六条改为第十八条,将第二款修改为:"献血者献全血的,每次可以选择献四百毫升、三百毫升或者二百毫升血液。采供血机构对全血献血者每次采集血液量最多不得超过四百毫升,两次采集间隔期不少于六个月。"

七、增加一条,作为第十九条:"采供血机构应当每月向社会公布采血量、用血量和免交临床用血费用数额等无偿献血相关信息。"

八、将第二十四条改为第二十七条,修改为:"无偿献血者享有优先用血权利。除临床急救用血外,医疗机构应当优先保障无偿献血者临床用血。

"无偿献血者献血量在八百毫升以上(含八百毫升)的,终身享受免费用血;无偿献血者献血量未达到八百毫升的,按本人献血量的三倍享受免费用血。无偿献血者的配偶、父母、子女、兄弟姐妹及配偶的父母需要用血的,其累计免费用血按献血者献血量等量提供。

"捐献造血干细胞的,本人终身享受免费用血;其配偶、父母、子女、兄弟姐妹及配偶的父母需要用血的,免费用血量累计按照八百毫升提供。

"在本省无偿献血的公民,在全省范围内需要医疗临床用血的,凭本人《居民身份证》和《无偿献血证》用血。无偿献血者的配偶、父母、子女、兄弟姐妹及配偶的父母需要用血的,还须提供其与无偿献血者关系的有效证件或者证明。

"通过用血费用核销信息系统能够查明献血者献血量、用血者和献血者之间亲属关系的,在办理免费用血手续时可以不提供《无偿献血证》、用血者和献血者之间亲属关系的证明。具体实施办法由省卫生部门会同有关部门制定。"

九、增加一条,作为第三十二条:"在本省获得国家无偿献血奉献奖、无偿捐献造血干细胞奖和无偿献血志愿服务终身荣誉奖的个人,可以凭相关证件免费游览政府投资主办的公园、旅游风景区等场所,到政府举办的医疗机构就诊免交普通门诊诊察费,免费乘坐城市公共交通工具。

"设区的市、县(市、区)可以根据本地实际,制定本行政区域关爱献血者的具体措施。"

此外,对个别文字作了修改,对条款顺序作了相应调整。

本决定自 2017 年 9 月 1 日起施行。

《江苏省献血条例》根据本决定作相应修改,重新公布。

江苏省献血条例

(2000 年 5 月 24 日江苏省第九届人民代表大会常务委员会第十六次会议通过 根据 2010 年 9 月 29 日江苏省第十一届人民代表大会常务委员会第十七次会议《关于修改〈江苏省献血条例〉的决定》第一次修正 根据 2017 年 7 月 21 日江苏省第十二届人民代表大会常务委员会第三十一次会议《关于修改〈江苏省献血条例〉的决定》第二次修正)

目　录

第一章　总则

第一条　为保证医疗临床用血的需要和安全,保障献血者和用血者身体健康,发扬人道主义精神,动员和组织公民无偿献血,根据《中华人民共和国献血法》和国家其他有关法律、法规,结合本省实际,制定本条例。

第二条　本省依法实行公民无偿献血制度。

提倡十八周岁至五十五周岁(以下称适龄)的健康公民自愿献血;既往无献血反应、符合健康检查要求的多次献血者,自愿献血的年龄可以延长至六十周岁。

鼓励符合献血条件的国家工作人员、现役军人、医务人员每两年献血一次以上,高等学校学生在校期间献血一次以上。

鼓励符合献血条件的公民多次、定期献血以及捐献造血干细胞。

第三条　县级以上地方人民政府应当加强对献血工作的领导,将献血工作经费纳入本级财政预算,根据采供血服务规模合理配备人员、设施和设备,建立献血工作联席会议制度,统一规划并组织、协调有关部门共同做好献血工作。

地方各级卫生行政部门主管本行政区域内的献血工作,依法行使监督管理职责。

第四条　省、设区的市献血办公室和县(市、区)卫生行政部门设立或指定的专门机构负责本行政区域内的献血日常工作。

第五条　各级财政、物价、教育、公安、工商、人力资源和社会保障、广播电视、文化等行政部门应当按照各自的职责,协同做好献血工作。

各级红十字会依法参与、推动献血工作。

第六条　设区的市、县(市、区)人民政府应当按照城乡统筹、方便献血的原则,合理规划布局采血点。卫生行政部门应当组织采供血机构,根据规划设置采血点,公安、财政、规划、城市管理等部门和有关单位应当予以配合。

卫生行政部门应当会同公安、城市管理等部门确定流动采血车停靠点。有关单位应当为流动采血车的停靠等提供便利。

第二章　动员和组织

第七条　设区的市、县(市)人民政府应当根据当地实际需要,制定和下达年度献血计划,动员和组织公民献血。

各地年度献血计划,由设区的市、县(市)卫生行政部门按照当地医疗用血需求和适龄公民人数等情况拟定,经同级人民政府批准后执行。

第八条　国家机关、社会团体、企业事业组织、居民委员会、村民委员会应当按照献血计划,动员和组织本单位和本居住区的适龄公民参加献血,保证献血计划的完成。

乡(镇)人民政府、街道办事处应当动员和组织本地区内无工作单位的适龄公民参加献血,保证本地区年度献血计划的完成。

第九条　设区的市、县(市、区)人民政府根据需要组织志愿献血者预备队,建立流动血库,公民可以自愿报名参加。

采供血机构负责将符合条件的预备队人员登记造册,在库存血液不足或者临床急需用血时,经同级卫生行政部门批准,启动流动血库,组织预备队人员自愿献血。

第十条　发生自然灾害、重大事故等突发事件,出现需要大量用血的紧急情况,当地人民政府可以指定有关单位组织公民应急献血,但采血量以突发事件的用血需求为限。

第十一条　公民直接到经过批准的采供血机构及其设置的采血点或者流动采血车献血,其献血量可以计入所在单位或者居民委员会、村民委员会年度献血计划的完成数内。

第十二条　采供血机构应当向献血者颁发国务院卫生行政部门制作的《无偿献血证》。

第十三条　设区的市、县(市)人民政府应当向完成年度献血计划的单位和居民委员会、村民委员会发给由设区的市人民政府统一制作的《完成献血计划证》。

设区的市、县(市、区)人民政府对完成年度献血计划的情况应当如期通报。逾期不完成献血计划的,不得评为文明单位。

第十四条　地方各级人民政府应当加强对无偿献血的宣传。各部门、各单位、村民委员会和居民委员会应当按照《中华人民共和国献血法》和本条例的规定开展无偿献血的宣传活动。

各新闻单位应当采取多种形式开展无偿献血的社会公益性宣传,免费刊播公益广告,普及献血法律、法规和科学知识,宣传献血先进人物。

各类学校应当根据实际情况开展献血法律、法规的宣传教育,并将血液和献血的科学知识纳入健康教育的内容。

每年十二月为全省无偿献血宣传月。

第十五条　鼓励公民参加献血志愿服务活动,其所在单位应当予以支持。

鼓励单位和个人对献血事业进行捐赠。采供血机构可以依法接受捐赠,用于对献血者的关爱和无过错用血感染人员的救助等。

第十六条　禁止非法组织他人出卖血液。

禁止雇佣他人冒名献血。

禁止伪造、涂改、出卖、转让、出借《完成献血计划证》或者《无偿献血证》。

第三章　采血与供血

第十七条　采供血机构是采集、储存、提供临床用血的专业机构,是不以营利为目的的公益性组织。采供血机构必须经省级以上卫生行政部门批准设立,并按照国家有关采供血机构管理规定办理执业手续,方可开展采供血业务。

第十八条　采供血机构必须按照注册登记的地址、项目、内容、范围,开展采供血业务,并为无偿献血者提供各种安全、卫生、便利的条件。

献血者献全血的,每次可以选择献四百毫升、三百毫升或者二百毫升血液。采供血机构对全血献血者每次采集血液量最多不得超过四百毫升,两次采集间隔期不少于六个月。

第十九条　采供血机构应当每月向社会公布采血量、用血量和免交临床用血费用数额等无偿献血相关信息。

第二十条　采供血机构采集血液必须严格遵守有关操作规程和制度,采血必须由具有采血资格的医务人员进行,一次性采血器材用后必须销毁,确保献血者的身体健康。

采供血机构应当根据国务院卫生行政部门制定的血液及有关成分的质量标准,对采集的血液及分离的成分进行复核、检测;未经复核、检测或者检测不合格的血液,不得向医疗机构提供。临床用血的包装、储存、运输,必须严格执行国家规定的卫生标准和要求。

第二十一条　采供血机构应当建立本地区特殊血型健康公民数据库,具体办法由省卫生行政部门制定。

第二十二条　本省内跨市、县(市)和外省来本省调剂临床用血的,由省卫生行政部门按照国家有关采供血管理规定审批。

第二十三条　无偿献血的血液必须用于临床,不得买卖。采供血机构、医疗机构不得将无偿献血的血液出售给单采血浆站或者血液制品生产单位。

医疗机构不得接受单采血浆站或者血液制品生产单位提供的血液及其成分。

第二十四条　医疗机构因应急用血需临时采集血液的,应当符合国家有关医疗机构临床用血管理规定,并确保采血用血安全。

第四章　临床用血

第二十五条　本省实行公民个人储血、家庭成员互助、单位互助和社会互助相结合的用血制度。

第二十六条　公民医疗临床用血时,应当按照国家统一制定的收费标准,交纳用于血液采集、储存、分离、检验等项费用(以下简称医疗临床用血费用)。

采供血机构对无偿献血血液用于临床所收取的费用应当进行专项管理,收支单列;收支结余用于发展献血事业。

第二十七条　无偿献血者享有优先用血权利。除临床急救用血外,医疗机构应当优先保障无偿献血者临床用血。

无偿献血者献血量在八百毫升以上(含八百毫升)的,终身享受免费用血;无偿献血者献血量未达到八百毫升的,按本人献血量的三倍享受免费用血。无偿献血者的配偶、父母、子女、兄弟姐妹及配偶的父母需要用血的,其累计免费用血按献血者献血量等量提供。

捐献造血干细胞的,本人终身享受免费用血;其配偶、父母、子女、兄弟姐妹及配偶的父母需要用血的,免费用血量累计按照八百毫升提供。

在本省无偿献血的公民,在全省范围内需要医疗临床用血的,凭本人《居民身份证》和《无偿献血证》用血。无偿献血者的配偶、父母、子女、兄弟姐妹及配偶的父母需要用血的,还须提供其与无偿献血者关系的有效证件或者证明。

通过用血费用核销信息系统能够查明献血者献血量、用血者和献血者之间亲属关系的,在办理免费用血手续时可以不提供《无偿献血证》,用血者和献血者之间亲属关系的证明。具体实施办法由省卫生部门会同有关部门制定。

第二十八条　急诊抢救病人需要用血时,医疗机构应当先给予用血,然后用血者按照有关规定补办用血手续。

第二十九条　医疗机构必须使用经省级以上卫生行政部门批准的采供血机构提供的血液,对临床用血必须进行核查,不得将不符合国家规定标准的血液及其成分用于临床。

第三十条 倡导择期手术的患者自身储血;推行成分输血;鼓励临床用血新技术的研究和推广。

第五章 奖励与处罚

第三十一条 县级以上地方各级人民政府设立献血奖。符合下列情形之一的,由县级以上地方各级人民政府和红十字会给予表彰和奖励:

(一)无偿献血量累计一千毫升以上的个人;

(二)超额完成年度献血计划的单位;

(三)在献血宣传、教育、组织动员以及采供血、医疗临床用血工作中成绩显著的单位和个人;

(四)在医疗临床用血新技术的研究和推广中成绩显著的单位和个人;

(五)对献血事业捐赠或者做出特殊贡献的单位和个人。

第三十二条 在本省获得国家无偿献血奉献奖、无偿捐献造血干细胞奖和无偿献血志愿服务终身荣誉奖的个人,可以凭相关证件免费游览政府投资主办的公园、旅游风景区等场所,到政府举办的医疗机构就诊免交普通门诊察费,免费乘坐城市公共交通工具。

设区的市、县(市、区)可以根据本地实际,制定本行政区域关爱献血者的具体措施。

第三十三条 雇佣他人冒名献血的,由县级以上地方卫生行政部门对单位处以五千元以上二万元以下的罚款,对个人处以一百元以上一千元以下的罚款,所在单位或者上级主管部门应当对有关责任人员给予行政处分。

伪造、涂改、出卖、转让、出借献血证件的,由县级以上地方卫生行政部门处以一百元以上一千元以下罚款;其中以牟利为目的的,由县级以上地方卫生行政部门没收违法所得,并处以一千元以上五千元以下罚款。

第三十四条 临床用血的包装、储存、运输,不符合国家规定的卫生标准和要求的,由县级以上地方卫生行政部门责令改正,给予警告,可以并处一千元以上一万元以下罚款。

第三十五条 医疗机构有下列行为之一的,由县级以上地方卫生行政部门给予警告,并处以一千元以上一万元以下罚款:

(一)使用非法机构提供的血液的;

(二)接受单采血浆站或者血液制品生产单位提供的血液及其成分的。

第三十六条 有下列行为之一的,由县级以上地方卫生行政部门予以取缔,没收违法所得,可以并处一万元以上十万元以下罚款;构成犯罪的,依法追究刑事责任:

(一)非法采集血液的;

（二）血站、医疗机构出售无偿献血的血液的;

（三）非法组织他人出卖血液的。

第三十七条 采供血机构违反操作规程和制度采集血液的,由县级以上地方卫生行政部门责令改正;给献血者健康造成损害的,应当依法赔偿,对直接负责的主管人员和其他直接责任人员,依法给予行政处分;构成犯罪的,依法追究刑事责任。

采供血机构违反本条例的规定,向医疗机构提供不符合国家规定标准的血液的,由县级以上卫生行政部门责令改正,造成经济损失的,应当承担法律责任;情节严重,造成经血液途径传播的疾病传播或者有传播严重危险的,限期整顿,对直接负责的主管人员和其他直接责任人员依法给予行政处分;构成犯罪的,依法追究刑事责任。

第三十八条 医疗机构违反本条例的规定,将不符合国家规定标准的血液用于患者的,由县级以上地方卫生行政部门责令改正;给患者健康造成损害的,应当依法赔偿,对直接负责的主管人员和其他直接责任人员,依法给予行政处分;构成犯罪的,依法追究刑事责任。

第三十九条 县级以上地方各级人民政府和卫生行政部门工作人员,在献血、采血、用血监督管理工作中徇私舞弊、玩忽职守的,由所在单位或者上级主管部门给予行政处分;构成犯罪的,依法追究刑事责任。

第六章 附则

第四十条 本条例自 2017 年 9 月 1 日起施行。

附录三 浙江省实施《中华人民共和国献血法》办法

浙江省实施《中华人民共和国献血法》办法

（2001 年 11 月 2 日浙江省第九届人民代表大会常务委员会第二十九次会议通过 2013 年 9 月 27 日浙江省第十二届人民代表大会常务委员会第五次会议修订）

第一条 根据《中华人民共和国献血法》,结合本省实际,制定本办法。

第二条 县级以上人民政府应当加强对献血工作的领导,组织制定献血工作规划,建立健全献血工作协调机制和目标责任制,对本级人民政府有关部门和下一级人民政府献血工作情况进行监督,将献血工作经费纳入本级财政预算,保证献血工作有效开展。

第三条 县级以上人民政府卫生行政部门是献血工作的主管部门,负责

91

推动、指导和监督管理本行政区域的献血工作;献血管理机构负责年度献血工作计划的拟订、献血的宣传发动以及血源调配等具体事务。

其他有关部门按照各自职责做好献血相关工作。

各级红十字会依法参与、推动献血工作。

第四条　提倡十八周岁至五十五周岁的健康公民自愿献血;符合健康检查要求的多次献血者主动要求献血的,年龄可以延长至六十周岁。

鼓励符合献血条件的国家工作人员、现役军人、医务人员每两年献血一次以上,高等学校学生在校期间献血一次以上。

鼓励公民多次、定期献血,捐献单采血小板等成分血、造血干细胞。鼓励稀有血型的公民积极献血。

第五条　卫生行政部门应当加强对献血志愿服务的推动、指导和规范。

鼓励国家机关、社会团体、企事业单位组建献血志愿服务组织。鼓励公民加入献血志愿服务组织,参加献血志愿服务。志愿者权益按照国家和省有关规定予以保障。

鼓励单位和个人对献血公益事业进行捐赠。

第六条　各级人民政府应当加强献血宣传教育工作,创造献血的良好社会氛围。献血工作应当纳入各地、各部门精神文明建设考核评价体系。

卫生行政部门应当加强献血法律、法规、政策和知识等方面的宣传教育,协调、指导有关部门和单位开展献血宣传;教育行政部门应当将献血知识编入中小学地方教材;科学技术、司法行政部门应当将献血宣传教育纳入科普、普法教育内容。

第七条　报纸、广播、电视、网络等新闻媒体应当开展献血的社会公益宣传教育,定期刊播献血知识和公益广告,积极宣传献血先进事迹、典型人物。

车站、机场、码头、广场、公园、影剧院、医院、商场等公共场所,公共交通工具的运营单位以及村(居)民委员会,应当通过其设置或者管理的宣传栏、公共视听载体等设施,以宣传画、标语、宣传片等形式,积极开展献血宣传教育。

第八条　卫生行政部门应当根据献血工作规划和本地实际,制订年度献血工作计划,报本级人民政府批准后组织实施。

乡(镇)人民政府和街道办事处应当根据年度献血工作计划,制定本辖区的献血工作实施方案,并动员、组织辖区内的单位和村(居)民委员会共同实施。

国家机关、社会团体、企事业单位和村(居)民委员会应当每年至少组织开展一次献血活动,动员本单位或者本居住区符合献血条件的公民参加献血。

第九条　献血管理机构应当加强对献血动员、组织工作的协调和指导,定期向社会公示有关单位动员、组织献血活动的情况。

第十条　县级以上人民政府应当建立临床用血应急保障机制,制定临床用血应急预案,保障临床用血需要。

发生临床用血供应紧张、突发事件需要应急用血,或者因可预见的重大事件需要紧急备血时,应当按照预案要求分级发布预警信息,启动应急响应措施,引导公民有序献血。

第十一条　献血管理机构应当会同有关部门、单位建立团体献血应急名库。在库存血液不足或者临床急需用血时,经本级卫生行政部门同意,启用团体献血应急名库;有关部门、单位应当立即动员团体献血应急名库中的人员参加献血。

第十二条　血站是不以营利为目的,采集、提供临床用血的公益性组织。

县级以上人民政府应当加强血站建设,配备与血站履行工作职责相适应的人员、设施和设备,保障献血服务、血液安全专项经费,保证采供血工作正常运行。

第十三条　血站应当根据实际需要,在供血区域内设置固定献血屋,配备流动献血车,方便公民献血。血站应当为献血者提供安全、卫生、便利的条件和良好的服务。

固定献血屋应当设置在人流密集、交通便利的区域。具体方案由市、县卫生行政部门提出,经征求同级财政、规划等相关部门意见后实施;属于建设项目的,应当依法办理规划许可等手续。

流动献血车采血作业的地点、时间,由血站与所在地公安、城市管理行政执法等部门或者有关单位沟通、协商后确定;有关部门、单位应当予以支持,并提供便利条件。

第十四条　公民献血时,应当出示居民身份证或者其他有效身份证明,并如实提供与自身健康相关的信息。

血站采集血液前,应当按照规定事先履行告知义务,进行健康状况征询及健康检查。经检查不符合献血条件的,应当向其本人说明情况;在献血后经检测血液不合格的,应当及时告知献血者检测情况并提示其就医。血站应当对献血者的个人信息予以保密。

公民献血后,血站应当按照规定及时发给无偿献血证书。

第十五条　全血献血者每次可以选择献四百毫升、三百毫升或者二百毫升血液,间隔时间不少于六个月;单采血小板献血者每次可以献一至两个治疗单位,间隔时间不少于两周;以其他形式献血的,献血量和间隔时间按照国家有关规定执行。

第十六条　公民参加献血的,其所在单位应当予以支持,并提供便利条件。有关单位和血站根据实际情况可以适当给予误餐、交通等补贴。

第十七条　血站应当定期向社会公开固定献血屋、流动献血车的服务时间、采血地址和联系方式,血液采集和使用、血液库存预警信息,献血工作经费的使用情况。

财政、审计部门应当对献血工作有关资金的使用和管理情况进行监督。

第十八条　公民临床用血,应当按照国家和本省规定交付血液采集、储存、分离、检验等费用(以下简称临床用血费用)。

献血者及其亲属可以按照下列规定免交临床用血费用:

(一) 献血者捐献全血累计达四百毫升以上的,本人终身免交临床用血费用;不足四百毫升的,自献血之日起五年内按照不超过献血量的五倍免交临床用血费用,五年后免交与献血量等量的临床用血费用;

(二) 献血者的配偶、父母和子女,五年内按照不超过献血量的两倍免交临床用血费用,五年后免交与献血量等量的临床用血费用;

(三) 达到国家无偿献血奉献奖金奖标准以上的献血者,其兄弟姐妹、祖父母、外祖父母、配偶父母享受第二项规定的待遇;

(四) 献血者捐献造血干细胞的,本人终身免交临床用血费用;其配偶、父母和子女终身按照不超过八百毫升的献血量免交临床用血费用;

(五) 献血者捐献单采血小板的,本人终身免交临床用血费用;其配偶、父母和子女享受第二项规定的待遇,献血量按照捐献一次折合全血八百毫升计算;

(六) 稀有血型的献血者,本人终身免交临床用血费用;其配偶、父母和子女享受第二项规定的待遇。

第十九条　献血者及其亲属免交临床用血费用的,免费部分可以在就诊的医疗机构予以核销;医疗机构不具备核销条件的,凭献血者的有效身份证明、无偿献血证、亲属关系证明和用血收费凭据到献血管理机构报销。

第二十条　献血者享有优先用血权利。除临床急救用血外,医疗机构应当优先保障献血者临床用血。

第二十一条　医疗机构应当严格执行医疗临床用血相关法律、法规、规章、标准和技术规范,保障医疗临床用血安全;科学、合理制定临床用血计划,不得浪费和滥用血液。

医疗机构应当积极采用成分输血、自体输血、节血手术等先进技术,提高科学用血水平,保证医疗质量和安全。

患者自体输血发生的费用,按照基本医疗保险有关规定纳入支付范围。

第二十二条　省卫生行政部门应当充分利用现有信息网络资源,组织有关部门、血站和医疗机构等建立全省联网的血液管理信息系统,实现献血者名库、采供血信息和稀有血型公民资料库等血液管理相关信息的共享。

第二十三条　卫生行政部门应当加强对血站和医疗机构执行献血法律、法规、规章、标准和技术规范情况的监督检查,建立健全投诉、举报制度,及时查处违法行为,维护献血者及其他当事人的合法权益。

第二十四条　县级以上人民政府根据本地实际,设立献血关爱公益性专项资金,用于对献血者的关爱和无过错用血感染人员的救助。具体办法由省卫生行政部门会同省财政部门制定。

第二十五条　县级以上人民政府、红十字会应当按照国家和省有关规定,对积极献血或者在献血工作中做出显著成绩的单位和个人给予表彰、奖励。

荣获国家无偿献血奉献奖的献血者,凭相关证件可以免费游览政府投资主办的公园、旅游风景区等场所,到非营利性医疗机构就诊免交门诊诊查费,免费乘坐城市公共交通工具。

县级以上人民政府可以根据本地实际,制定本行政区域关爱献血者的具体措施。

第二十六条　违反本办法规定的行为,法律、行政法规已有法律责任规定的,从其规定。

第二十七条　国家机关、社会团体、企事业单位和村(居)民委员会未按照本办法的规定开展献血动员、组织工作的,由卫生行政部门给予通报批评。

第二十八条　卫生行政部门、献血管理机构及其工作人员有下列行为之一的,由有权机关按照管理权限对直接负责的主管人员和其他直接责任人员依法给予处分:

(一)不按照规定管理、使用献血工作经费的;

(二)泄露献血者个人信息的;

(三)不依法履行监督管理职责的;

(四)有其他玩忽职守、滥用职权、徇私舞弊行为的。

第二十九条　本办法自 2014 年 1 月 1 日起施行。

附录四　广东省实施《中华人民共和国献血法》办法

广东省实施《中华人民共和国献血法》办法

广东省人民政府令　第 250 号

《广东省实施〈中华人民共和国献血法〉办法》已经 2017 年 8 月 25 日广东省人民政府第十二届 110 次常务会议通过,现予公布,自 2018 年 3 月 1 日起施行。

第一章　总则

第一条　为了保证医疗临床用血需要和安全,保障献血者和用血者的身体健康,发扬人道主义精神,促进社会主义物质文明和精神文明建设,根据《中华人民共和国献血法》,结合本省实际,制定本办法。

第二条　本办法适用于本省行政区域内无偿献血、采血、供血、用血活动。

第三条　本省依法实行无偿献血制度。

无偿献血的血液必须用于临床,不得买卖。

第四条　各级人民政府领导本行政区域内的献血工作,统一规划并负责组织、协调、检查和督促有关部门共同做好献血工作。

各级人民政府应当明确相应机构,负责献血的日常工作,协调有关部门切实履行政府职责。

县级以上人民政府应当加强县镇两级献血站(点)、流动献血车建设配备,方便公民献血。

第五条　县级以上人民政府卫生计生主管部门负责本行政区域内献血工作的监督管理。其主要职责包括:

(一)制定无偿献血的年度工作目标;

(二)制定血液采集和供应的调剂方案;

(三)负责血站的监督管理工作;

(四)制定重大灾害事故应急采血、供血预案,负责医疗机构用血和应急采血管理工作;

(五)负责血液质量的监督管理工作;

(六)法律、法规、规章规定的其他职责。

第六条　各级政府的相关部门应当按照各自职责,共同做好献血的有关工作。

文化、新闻出版广电等部门应当根据献血工作需要,做好相关宣传工作。

财政部门应当落实本地区实行无偿献血制度所需必要的经费。

教育部门应当将献血法律、法规及血液生理知识的宣传纳入高等院校、中小学教育内容,指导各级各类学校开展无偿献血知识教育,动员健康适龄的在校学生参加无偿献血。

规划部门应当将无偿献血站(点)建设纳入城乡规划,按照方便无偿献血者的原则,在卫生计生主管部门提出献血站(点)设置意见的基础上,综合交通、人流量等因素,规划献血站(点)。

公安、城管等部门应当在各自职责范围内,根据卫生计生主管部门的需求确定流动献血车停靠点。

新闻媒体应当配合相关部门开展献血的社会公益性宣传。

鼓励各级工会、共青团等组织积极参与、推动献血工作。

第七条　机关、企事业单位、社会团体、居民委员会、村民委员会以及其他组织应当动员和组织本单位或者本居住区内的适龄健康公民参加献血。

第八条　各级人民政府应当将本行政区域内的无偿献血工作情况纳入地方人民政府绩效考核和文明城市、社区、单位考评体系。

各级人民政府和红十字会对积极参加献血和在献血工作中做出显著成绩的单位和个人,给予表扬和奖励。

第二章　献血和采供血管理

第九条　血站是采集、提供临床用血的机构,是不以营利为目的的公益性组织。

第十条　血站采血、供血应当严格遵守法律、法规以及国家有关的采血、检验、供血标准及技术操作规程和制度。

第十一条　提倡18周岁至55周岁的健康公民自愿献血。既往无献血反应、符合健康检查要求的献血者要求再次献血的,年龄可延长至60周岁。

鼓励公务员、医务人员、教师和高等学校在校学生参与无偿献血。

公民献血应当出具本人有效身份证明。公民献血后,由血站发给国务院卫生计生主管部门制作的无偿献血证。

第十二条　血站和医疗机构应当建立和实施保密制度,对献血者的个人资料、献血信息、血液检测结果以及相应的血液使用信息等进行保密,防止未授权接触和对外泄露。

任何单位和个人不得要求无偿献血者证明其所献血液的安全性。

第十三条　为了保证应急用血,医疗机构可以临时采集血液,具体做法按照国家相关规定执行。

第十四条　除依法设立的血站以及医疗单位开展的自体输血采血外,任何单位和个人不得非法从事采血业务。

任何单位和个人不得非法组织他人出卖血液。

第十五条　禁止伪造、变造、买卖、租借无偿献血证。

第三章　用血管理

第十六条　无偿献血者在本省范围内献血,血液经检验合格的,其本人、配偶和直系亲属享有下列临床用血权利:

(一)无偿献血者献血200毫升及以上的,本人临床用血时免交血液采集、储存、分离、检验等费用;

(二)无偿献血者献血累计600至1000毫升(含1000毫升)的,其配偶和直系亲属临床用血时,合计不超过献血总量2倍范围的,免交前项规定的费用;无偿献血者献血累计超过1000毫升的,其配偶和直系亲属临床用血时,免交前项规定的费用。

无偿献血者在本省范围内献血,血液经检验不合格的,其本人临床用血时,在不超过献血量3倍范围内免交血液采集、储存、分离、检验等费用。

第十七条 临床用血费用纳入基本医疗保险报销范围。

地中海贫血、海洋性贫血、再生障碍性贫血、血友病等长期依赖输血治疗的病种纳入门诊特殊病种范围。

本办法第十六条规定免交的费用,由献血所在地人民政府指定的机构或者血站承担,经费在同级财政中列支。具体办法由省卫生计生主管部门会同财政部门另行制定。

第十八条 医疗机构临床用血应当遵守下列规范:

(一)使用依法设立的本行政区域内血站提供的血液。特殊情况下需要在省内调配血液的,由调配双方血站自行协商处理;需要跨省调配血液的,由省卫生计生主管部门组织实施。

(二)储存、运输血液应当符合国家规定的卫生标准和要求。

(三)严格执行输血技术规范和制度,科学、合理用血,不得浪费和滥用血液。

(四)禁止出售无偿献血血液。

(五)按照国家、省、市规定的项目和标准收取用血费用。

(六)在保证急救用血的前提下,优先安排无偿献血者的临床用血。

第十九条 医疗机构应当积极推行节约用血的新型医疗技术,动员符合条件的患者接受自体输血技术,提高输血治疗效果和安全性。

第四章 法律责任

第二十条 血站或者医疗机构违反本办法规定,出售无偿献血血液的,由县级以上人民政府卫生计生主管部门予以取缔,没收违法所得,可以并处10万元以下的罚款;构成犯罪的,依法追究刑事责任。

第二十一条 血站违反本办法第十条规定,未按照有关操作规程和制度采集血液的,由县级以上人民政府卫生计生主管部门责令改正;给献血者健康造成损害的,应当依法赔偿,并对直接负责的主管人员和其他直接责任人员,依法给予处分;构成犯罪的,依法追究刑事责任。

血站违反本办法第十条规定,向医疗机构提供不符合国家规定标准的血液的,由县级以上人民政府卫生计生主管部门责令改正;情节严重,造成经血液途径传播疾病或者有严重传播危险的,限期整顿,对直接负责的主管人员和其他直接责任人员,依法给予处分;构成犯罪的,依法追究刑事责任。

第二十二条 违反本办法第十四条规定,非法从事采血业务或者非法组织他人出卖血液的,由县级以上人民政府卫生计生主管部门予以取缔,没收违法所得,可以并处10万元以下的罚款;构成犯罪的,依法追究刑事责任。

第二十三条 医疗机构违反本办法第十八条第一项、第二项、第三项、第五项规定之一的,由县级以上人民政府卫生计生主管部门责令改正;给患者健康造成损害的,应当依法赔偿,并对直接负责的主管人员和其他直接负责人员,依法给予处分;构成犯罪的,依法追究刑事责任。

第二十四条 行政机关及其工作人员违反本办法规定,不履行法定职责或者玩忽职守、滥用职权、徇私舞弊的,对直接负责的主管人员和其他直接责任人员依法给予处分;构成犯罪的,依法追究刑事责任。

第五章 附则

第二十五条 本办法所称的血站,是指在本省依法设立的血液中心及其分支机构、中心血站及其分支机构、中心血库。

第二十六条 本办法自 2018 年 3 月 1 日起施行。广东省人民政府 1998 年 9 月 30 日发布的《广东省实施〈中华人民共和国献血法〉办法》(粤府令第 45 号)同时废止。

附录五 深圳经济特区无偿献血条例

深圳市第五届人民代表大会常务委员会

公 告

第一七二号

《深圳经济特区无偿献血条例》经市第五届人民代表大会常务委员会第三十二次会议于 2014 年 10 月 30 日通过,现予公布,自 2015 年 1 月 1 日起施行。

深圳市人民代表大会常务委员会
2014 年 11 月 11 日

深圳经济特区无偿献血条例

(2014 年 10 月 30 日深圳市第五届人民代表大会常务委员会第三十二次会议通过)

第一条 为了保证医疗临床用血安全和需要,保障献血者和用血者的身体健康,发扬人道主义精神,促进社会文明进步,根据有关法律、行政法规的基本原则,结合深圳经济特区实际,制定本条例。

第二条 实行自愿无偿献血制度。

鼓励符合献血要求的个人自愿无偿献血。

第三条 本市无偿献血实行统一采供血机构,统一采集、统一检测、统一管理和统一供应血液制度。

第四条 国家机关、企事业单位、社会组织应当宣传无偿献血,动员和组织本辖区或者本单位符合献血要求的个人自愿无偿献血。

鼓励企业、社会组织和个人捐助无偿献血事业。

第五条 市、区人民政府(含新区管理机构)领导本行政区域内的无偿献血工作,统筹规划、组织协调,推动无偿献血事业的发展,并负责下列主要工作:

(一) 合理规划、建设献血站(点);

(二) 开展无偿献血的宣传教育;

(三) 对无偿献血工作进行监督、考核;

(四) 对在无偿献血中做出贡献的单位和个人授予荣誉称号或者给予表彰。

第六条 卫生行政部门是无偿献血的主管部门,监督管理本辖区的无偿献血工作,履行下列职责:

(一) 制定献血、采血、供血、医疗临床用血的有关管理制度;

(二) 组织协调相关部门、红十字会、采供血机构以及健康教育与促进机构等单位开展无偿献血工作;

(三) 普及血液知识,开展无偿献血宣传;

(四) 法律、法规、规章规定的其他职责。

第七条 各有关行政管理部门按照职责做好无偿献血有关工作。

规划部门应当将无偿献血站(点)建设纳入城市规划,按照方便无偿献血者献血的原则,在卫生行政部门提出献血站(点)设置意见的基础上,综合交通、人流量等因素,规划献血站(点)或者在建成区合理设置献血站(点);

发展改革部门应当依据相关规定对献血站(点)建设项目进行审批;

公安机关交通管理部门应当合理设置捐血车道路停放点;

交通运输管理部门应当在合理位置设置固定献血站(点)的指示牌;

城市管理部门应当对无偿献血活动和无偿献血公益户外广告设置予以协助、支持,提供必要的条件和便利;

教育部门应当将血液及无偿献血知识纳入中小学生健康(卫生)教育范围,在小学、初中和高中各阶段安排血液和无偿献血的知识内容;

宣传部门负责对全市无偿献血公益广告进行统筹规划、综合协调;

市场监管部门负责无偿献血公益广告的监督管理;

财政部门应当保障无偿献血站(点)设置、宣传教育、监督管理、人员培训等工作所需经费。

第八条 红十字会依法参与无偿献血的宣传、教育、表彰以及志愿者招募等工作,推动无偿献血事业的持续健康发展。

工会、共青团及其他社会组织应当积极参与并开展无偿献血的宣传、教育等工作。

第九条 报刊、广播、电视、网络等有关媒体单位,应当按照规定免费发布无偿献血公益广告。

鼓励其他具有广告发布资源的企业发布无偿献血公益广告。

第十条 采供血机构是依法设立、不以营利为目的的公益性机构,应当为无偿献血提供安全、卫生、便利的条件,并履行下列职责:

(一)血液的采集、检测、制备、储存、调剂、供应和质量控制;

(二)无偿献血信息库的管理;

(三)临床输血的技术指导;

(四)无偿献血的宣传、动员和志愿者招募;

(五)办理临床用血费用报销手续;

(六)建立信息公开平台,接受社会监督。

第十一条 采供血机构应当遵守法律、法规、规章及国家有关采供血的标准和技术规范。

禁止采供血机构以外的任何单位和个人采集、提供临床用血。

第十二条 政府设立无偿献血财政专项资金,专项用于下列开支:

(一)无偿献血的宣传、动员、组织、教育,表彰、志愿者招募、志愿服务组织建设等;

(二)向无偿献血者提供必要的饮料、食品等;

(三)支付无偿献血者及其配偶、子女和父母临床用血费用;

(四)无偿献血证明、献血纪念品和荣誉证书等的制作。

第十三条 提倡年满十八周岁至六十周岁、男性体重五十公斤以上或者女性体重四十五公斤以上,符合献血健康要求的个人,自愿捐献全血或者血小板等血液成分。

第十四条 采供血机构应当按照国家规定的标准和技术规范对无偿献血者免费进行健康检查。无偿献血者身体及心理状况不符合献血健康要求的,采供血机构不得采集其血液,并向其说明情况。

第十五条 采供血机构对无偿献血者每人次采全血的,采血量最高不得超过四百毫升,两次采全血的献血间隔不得少于三个月。

单采血小板等血液成分的采集量和间隔期,按照国家卫生行政部门的规定执行。

第十六条 无偿献血者献血后,由采供血机构发给无偿献血证明。

无偿献血证明不得伪造、涂改、买卖、转借或者冒用。

第十七条 无偿献血者所献血液只能用于临床输血,不得用于其他用途。

第十八条　无偿献血者所献血液经检验合格的,其本人临床用血可终生无限量优先使用、免交临床用血费用。其配偶、子女、父母临床用血时可合计免交其无偿献血的等量血液的临床用血费用。

无偿献血者所献血液经检验不合格的,其本人临床用血时可免交其无偿献血的等量血液的临床用血费用。

第十九条　无偿献血者或者其配偶、子女、父母临床用血的,按照下列规定,在就诊的医疗机构办理免交临床用血费用手续:

(一)无偿献血者本人临床用血的,凭本人有效身份证件和深圳无偿献血证明办理;

(二)无偿献血者的配偶、子女、父母临床用血的,凭无偿献血者的有效身份证件、深圳无偿献血证明、用血者的有效身份证件以及用血者与无偿献血者之间亲属关系的有效证明办理。

无偿献血者或者其配偶、子女、父母临床用血未在就诊的医疗机构办理免交临床用血费用手续的,可以凭前款规定的证件、相关证明以及医疗机构出具的用血证明和用血收费单据,向采供血机构报销本条例第十八条规定的临床用血费用。

采供血机构应当向医疗机构提供核实无偿献血者身份、献血量等献血必要信息的查询服务。临床用血费用由采供血机构与医疗机构定期结算。

第二十条　采供血机构应当建立无偿献血者信息保密制度,对无偿献血者个人信息予以保密。医疗机构应当对所知悉的无偿献血者个人信息予以保密。

任何单位和个人不得要求无偿献血者证明其所献血液的安全性。

第二十一条　卫生行政部门应当将献血站(点)的设置情况向社会公布。

采供血机构应当每月向社会公布采血量、用血量和免交临床用血费用数额等无偿献血信息。

第二十二条　市政府应当根据采供血机构提供的无偿献血宣传和组织、无偿献血者的献血次数等情况,对在无偿献血中做出贡献的单位、个人授予荣誉称号或者给予表彰。

第二十三条　市政府按照下列规定对无偿献血者给予表彰:

(一)金奖,在本市累计无偿献血一百次以上(含本数)者;

(二)银奖,在本市累计无偿献血七十次以上(含本数)、一百次以下者;

(三)铜奖,在本市累计无偿献血四十次以上(含本数)、七十次以下者。

前款所称"献血次数"是指实际捐献全血或者血液成分的次数。

第二十四条　市政府按照下列规定,对无偿献血宣传、组织者授予荣誉称号:

（一）对连续两年在本单位或者本辖区开展无偿献血宣传,并组织发动本单位员工或者本辖区居民自愿参加无偿献血,每次献血人数在五十人以上或者每次献血人数达到本单位人数百分之三十以上的,授予"深圳市无偿献血先进集体"荣誉称号;

（二）对连续五年在本单位或者本辖区开展无偿献血宣传,并在本单位或者本辖区每年至少组织发动一次无偿献血活动,平均每次献血人数在五十人以上或者平均每次献血人数达到本单位人数百分之三十以上的,授予"深圳市无偿献血突出贡献集体"荣誉称号。

第二十五条　报刊、广播、电视、网络等媒体单位违反本条例第九条第一款规定,拒绝或者拖延发布无偿献血公益广告的,根据公益广告管理的相关规定,由市场监管部门责令限期改正;逾期不改正的,予以公布,并通报其主管、主办单位。

第二十六条　采供血机构违反本条例第十五条规定,超量采集血液或者违反间隔期规定采集血液的,由卫生行政部门责令改正,并对采供血机构负责人和其他直接责任人员依法给予处分;构成犯罪的,依法追究刑事责任;对献血者健康造成损害后果的,应当依法赔偿。

第二十七条　违反本条例第十六条第二款规定,伪造、涂改、买卖、转借或者冒用无偿献血证明的,不得依据本条例第十八条、第十九条规定免交临床用血费用,并由卫生行政部门将其违法事实作为个人信用信息告知征信机构。

第二十八条　单位或者个人非法采集血液或者非法买卖血液的,由卫生行政部门责令改正,没收违法所得,并处十万元罚款;构成犯罪的,依法追究刑事责任。

第二十九条　采供血机构、医疗机构工作人员违反本条例第二十条第一款规定,泄露无偿献血者个人信息,造成严重后果的,由卫生行政部门给予行政处分并依法吊销其上岗证书;构成犯罪的,依法追究刑事责任。

第三十条　行政机关及其工作人员在无偿献血工作中,不履行职责或者不正确履行职责的,对直接负责的主管人员和其他直接责任人员依法给予处分;构成犯罪的,依法追究刑事责任。

第三十一条　本条例所称的"无偿献血",是指符合献血要求的任何个人自愿向依法设置的采供血机构捐献全血或者血小板等血液成分而不获取任何报酬的行为。

本条例所称的"血液",是指用于医疗临床的全血和血液成分。

本条例所称的"临床用血费用",是指采供血机构采集、储存、制备、检验血液等过程中发生的,经政府有关部门核算确定,以一定标准向用血者收取的费用。

第三十二条 本条例自 2015 年 1 月 1 日起施行。《深圳经济特区公民无偿献血及血液管理条例》同时废止。

附录六 海南省公民无偿献血条例

海南省人民代表大会常务委员会关于修改《海南省公民无偿献血条例》的决定

(2012 年 1 月 11 日海南省第四届人民代表大会常务委员会第二十七次会议通过)

海南省第四届人民代表大会常务委员会第二十七次会议决定对《海南省公民无偿献血条例》作如下修改：

一、条例名称修改为："海南经济特区献血条例"。

二、条例中的"本省"修改为"本经济特区"。

三、条例中的"医疗用血"修改为"临床用血"。

四、第四条增加一款，作为第二款："提倡和鼓励符合献血条件的国家工作人员、现役军人和高等学校在校学生带头献血，为社会无偿献血作表率。"

五、第五条增加两款，分别作为第三款和第四款："省人民政府应当建立健全临床用血应急保障机制，保证自然灾害、突发事件等紧急情况下的临床用血需求"；"省人民政府卫生行政主管部门在临床用血严重匮乏时，经省人民政府批准，可以指定国家机关、高等学校、企事业单位和社会团体参加无偿献血。被指定单位应当动员和组织本单位人员参加无偿献血。"

六、第六条第二款修改为："县级以上红十字会负责本行政区域内公民无偿献血的动员、组织工作，每年集中组织无偿献血活动不少于两次。"

七、第七条第二款修改为："新闻、出版、广播电视、文化、教育等部门应当采取多种形式普及献血的科学知识，开展无偿献血的宣传。

"新闻媒体应当每年有计划地免费开展无偿献血的社会公益性宣传。"

八、第八条修改为："符合献血条件的公民，自愿献全血者每次献血量一般为二百毫升或者四百毫升；两次采集间隔期男性不得少于 3 个月、女性不得少于 4 个月。

"自愿献成分血者每次献血量及两次采集间隔期按照国家有关规定执行。"

九、将第十一条中的《海南省公民无偿献血证》修改为 "无偿献血证书"。

十、删去第十二条第二款。

十一、删去第十三条第二款。

十二、将第十四条中的"发放公民无偿献血证书"修改为"发放国务院卫生行政部门制作的无偿献血证书",增加一款作为第二款,即:"采供血机构应当定期向社会公开采供血信息,接受社会监督。"

十三、第十七条修改为:"对有下列情形之一的,由各级人民政府或者卫生行政主管部门和红十字会可以给予表彰、奖励:

(一)个人无偿献血总量超过1000毫升的;

(二)单位和个人在组织公民无偿献血或者采血、供血、临床用血管理工作中成绩显著的;

(三)单位和个人在公民无偿献血宣传、动员工作中成绩突出的;

(四)为抢救病人主动献血的。

十四、删去第十八条。

十五、第十九条改为第十八条,修改为:"采供血机构违反本条例第十四条第一款第一项规定,由县级以上人民政府卫生行政主管部门责令改正;给献血者健康造成损害的,应当依法赔偿,对直接负责的主管人员和其他直接责任人员,依法给予行政处分;构成犯罪的,依法追究刑事责任。

"采供血机构违反本条例第十五条规定,由县级以上人民政府卫生行政主管部门对直接负责的主管人员和其他直接责任人员依法给予行政处分;构成犯罪的,依法追究刑事责任。"

十六、第二十条改为第十九条,修改为:"违反本条例第十六条规定的医疗机构,由所在地人民政府卫生行政主管部门依法取缔,没收违法所得,并处1万元以上5万元以下的罚款;情节严重的,处5万元以上10万元以下的罚款;构成犯罪的,依法追究刑事责任。"

十七、删去第二十二条。

十八、删去第二十三条。

十九、增加一条作为第二十二条:"海南经济特区以外本省行政区域范围内的献血工作,参照本条例执行"。

此外,根据本决定对部分条文的顺序和文字作了相应调整和修改。

本决定自2012年3月1日起施行。

《海南省公民无偿献血条例》根据本决定作相应的修正,重新公布。

海南经济特区公民无偿献血条例

(1996年4月26日海南省第一届人民代表大会常务委员会第二十二次会议通过 根据2012年1月11日海南省第四届人民代表大会常务委员会第二十七次会议《关于修改〈海南省公民无偿献血条例〉的决定》修正)

第一章 总则

第一条 为了推行公民无偿献血制度,加强血液管理,适应本省临床用血、安全用血的需要,遵循国家有关法律、法规的原则,结合本经济特区实际,制定本条例。

第二条 本经济特区的公民无偿献血,采供血机构的采血与供血,医疗机构的临床用血,应当遵守本条例。

第三条 本条例所称无偿献血是指公民向采供血机构自愿提供自身的血液而不获取报酬的行为。

所称采供血机构是指血液中心、血站和中心血库。

第四条 在本经济特区居住的已满 18 周岁不满 60 周岁的公民,不分民族、种族、性别、职业、宗教信仰,均可以参加无偿献血。

提倡和鼓励符合献血条件的国家工作人员、现役军人和高等学校在校学生带头献血,为社会无偿献血作表率。

第五条 各级人民政府应当加强对公民无偿献血工作的领导,推进公民无偿献血工作。

各级人民政府应当对本地区采供血机构给予财政支持,省级财政重点资助血液中心和区域性血站的基建和事业经费。

省人民政府应当建立健全临床用血应急保障机制,保证自然灾害、突发事件等紧急情况下的临床用血需求。

省人民政府卫生行政主管部门在临床用血严重匮乏时,经省人民政府批准,可以指定国家机关、高等学校、企事业单位和社会团体参加无偿献血。被指定单位应当动员和组织本单位人员参加无偿献血。

采供血机构的经费必须专款专用,禁止任何单位和个人挪用。

第六条 各级人民政府卫生行政主管部门对本行政区域内的采血、供血、临床用血和采供血机构实行管理和监督。

县级以上红十字会负责本行政区域内公民无偿献血的动员、组织工作,每年集中组织无偿献血活动不少于两次。

第七条 国家机关、社会团体、部队、高等学校、企业事业单位和居民委员会、村民委员会,负有宣传、动员和组织本单位、本地区公民无偿献血的义务。

新闻、出版、广播电视、文化、教育等部门应当采取多种形式普及献血的科学知识,开展无偿献血的宣传。

新闻媒体应当每年有计划地免费开展无偿献血的社会公益性宣传。

第二章 公民献血与用血

第八条 符合献血条件的公民,自愿献全血者每次献血量一般为二百毫升或者四百毫升;两次采集间隔期男性不得少于 3 个月、女性不得少于 4 个月。

自愿献成分血者每次献血量及两次采集间隔期按照国家有关规定执行。

第九条　参加无偿献血的公民,持本人《居民身份证》到采供血机构登记、献血。

公民无偿献血后,可以享受公假2日。

第十条　无偿献血的公民在本省临床用血时,免费享用相当于本人献血总量3倍的血液,献血总量超过1000毫升的,终生无限量免费用血,其父母、配偶、子女可以免费享用相当于本人献血总量的血液。

第十一条　免费用血者享用临床用血后,持无偿献血证书、本条例第十条所指的亲属关系的有效证件和医疗机构的用血收费单据等,到所献血的采供血机构核准报销免费用血量内的临床用血费用,超出部分由本人负担。

第三章　机构与职责

第十二条　各级人民政府卫生行政主管部门负责制定本行政区域采血,供血、临床用血的规划和年度计划。

第十三条　采供血机构由省人民政府卫生行政主管部门统一规划、设置。

采供血机构必须持有省人民政府卫生行政主管部门核发的执业许可证,方可开展采供血业务。

第十四条　采供血机构的职责:

(一)严格执行公民献血的血液标准和采血、供血、储血技术规范以及有关管理制度,保证血液质量;

(二)负责医疗供血工作,保证临床用血;

(三)宣传血液和献血知识;

(四)发放国务院卫生行政部门制作的无偿献血证书。

采供血机构应当定期向社会公开采供血信息,接受社会监督。

第十五条　采供血机构应当做好无偿献血资金的管理工作。无偿献血资金是指公民无偿捐献的血液用于医疗目的后所得的费用,扣除各项检验、储运等费用后的剩余部分,以及接受单位和个人为无偿献血事业捐助的款项等。

无偿献血资金只能用于免费临床用血者的费用、购置采供血设备,不得挪作他用。

无偿献血资金必须设专账管理,收入和开支情况应当每年报所在地人民政府卫生行政主管部门备案并向社会公布。

第十六条　医疗机构必须使用采供血机构供应的血液;紧急抢救需要用血又无备用血时,经当地采供血机构同意,可以临时向符合献血条件的公民按照采血技术规范采用适量血液。

医疗机构应当配合采供血机构做好血液管理工作,保证输血安全。

第四章 奖励与处罚

第十七条 对有下列情形之一的,由各级人民政府或者卫生行政主管部门和红十字会可以给予表彰、奖励:

(一)个人无偿献血总量超过1000毫升的;

(二)单位和个人在组织公民无偿献血或者采血、供血、临床用血管理工作中成绩显著的;

(三)单位和个人在公民无偿献血宣传、动员工作中成绩突出的;

(四)为抢救病人主动献血的。

第十八条 采供血机构违反本条例第十四条第一款第一项规定,由县级以上人民政府卫生行政主管部门责令改正;给献血者健康造成损害的,应当依法赔偿,对直接负责的主管人员和其他直接责任人员,依法给予行政处分;构成犯罪的,依法追究刑事责任。

采供血机构违反本条例第十五条规定,由县级以上人民政府卫生行政主管部门对直接负责的主管人员和其他直接责任人员依法给予行政处分;构成犯罪的,依法追究刑事责任。

第十九条 违反本条例第十六条规定的医疗机构,由所在地人民政府卫生行政主管部门依法取缔,没收违法所得,并处1万元以上5万元以下的罚款;情节严重的,处5万元以上10万元以下的罚款;构成犯罪的,依法追究刑事责任。

第二十条 在采血、供血、临床用血过程中造成事故的,按照国家和本省有关规定处理。

第五章 附则

第二十一条 在本经济特区居住的外国人及无国籍人的献血、临床用血,参照本条例执行。

第二十二条 海南经济特区以外的本省行政区域范围内的献血工作,参照本条例执行。

第二十三条 本条例应用中的具体问题,由省人民政府负责解释。

第二十四条 本条例自公布之日起施行。

附录七 重庆市献血条例

重庆市献血条例

(1998年12月26日重庆市第一届人民代表大会常务委员会第十三次会议通过 根据2010年7月23日重庆市第三届人民代表大会常务委员会第

十八次会议《关于修改部分地方性法规的决定》修正　2017年11月30日重庆市第四届人民代表大会常务委员会第四十二次会议修订)

第一章　总则

第一条　为保证医疗临床用血需要和安全,保障献血者和用血者的身体健康,发扬人道主义精神,推动和规范献血工作,根据《中华人民共和国献血法》和有关法律、行政法规,结合本市实际,制定本条例。

第二条　本市行政区域内的献血、采血、供血、用血及其相关管理活动,适用本条例。

第三条　本市依法实行无偿献血制度。

提倡十八周岁至五十五周岁的健康公民自愿献血;既往无献血反应、符合献血健康检查要求的多次献血者主动要求再次献血的,年龄可以延长至六十周岁。

鼓励国家工作人员、现役军人、医务人员、教职工以及高等学校在校学生率先献血。

鼓励稀有血型的公民积极献血。

第四条　市、区县(自治县)人民政府应当加强对献血工作的领导,建立献血工作责任制,组织制定本行政区域的献血工作规划,全额保障献血工作所需经费。

市人民政府应当建立献血工作协调机制,组织市级有关部门共同做好献血工作,协调跨区县(自治县)的采供血工作,定期研究献血工作中的重大问题。

区县(自治县)人民政府应当建立献血工作协调机制,组织区县(自治县)有关部门共同做好献血工作,定期研究献血工作中的重大问题。

第五条　市、区县(自治县)卫生计生行政部门是本行政区域内献血工作的主管部门,负责制定献血工作计划,推动、指导和监督管理本行政区域内的献血工作。

发展改革、财政、教育、科技、交通、公安、城乡规划、城市管理、文化等部门,工会、共青团、妇联、科协等群团组织按照各自职责共同做好献血工作。

红十字会依法参与、推动献血工作。

第六条　血站是不以营利为目的,负责采集、提供临床用血的公益性卫生机构。

血站的设立和管理按照国家和本市的规定执行。

任何机构和个人不得非法采集、提供临床用血。

第七条　鼓励公民加入献血志愿服务组织,参加献血志愿服务。国家机关、社会团体、企业事业单位以及其他组织和个人应当支持献血志愿服务活动。

鼓励公民、法人和其他组织对献血公益事业进行捐赠。

第八条　市、区县(自治县)人民政府和红十字会根据献血者的献血次数、献血志愿工作等情况,对在献血工作中做出突出贡献的单位、个人给予表彰和奖励。

本市对获得国家无偿献血表彰奖励的献血者给予特别激励,具体办法由市人民政府另行制定。

第二章　宣传和动员

第九条　市、区县(自治县)卫生计生行政部门应当采取措施广泛宣传献血的意义,普及献血的科学知识,开展预防和控制经血液途径传播疾病的教育,制定献血工作年度宣传计划,指导协调有关单位和部门开展献血宣传。

各相关部门按照下列职责分工,做好献血宣传工作:

(一) 教育行政部门应当将献血知识纳入学校健康教育范围,指导学校开展献血宣传教育;

(二) 司法行政部门应当将献血法律法规纳入法治宣传教育内容;

(三) 交通、城市管理等行政部门应当按照户外公益广告管理规定,支持户外献血公益广告工作;

(四) 科技行政部门应当将献血科学知识纳入科普宣传内容,组织开展经常性的献血科普活动。

工会、共青团、妇联、红十字会、科协等群团组织,应当积极参与、推动献血宣传工作。

乡(镇)人民政府、街道办事处,村(居)民委员会应当配合相关部门和机构开展献血宣传活动。

第十条　血站应当按照献血工作年度计划实施献血宣传工作,对有关单位、献血志愿服务组织开展的献血工作给予业务指导。

血站应当设立开放日,向社会公众宣传血液采集、制备、检测、存储、供应等基本知识。

第十一条　医疗机构应当通过官方网站、宣传栏、宣传资料等途径宣传献血科学知识、献血者权利义务。

为保障公民临床用血的需要,医务人员应当告知患者无偿献血、免费用血的规定和医学知识,指导择期手术的患者自身储血或者患者家庭成员献血。

第十二条　报刊、广播、电视、网络等新闻媒体应当每年有计划地开展献血公益宣传,免费刊播献血公益广告,普及献血科学知识,宣传献血先进事迹、典型人物。

车站、机场、码头、广场、公园、影剧院、商场等公共场所,公共交通工具的运营单位,应当通过其设置或者管理的广告牌、宣传栏、公共视听载体等设施,免费开展献血公益性宣传。

第十三条　每年六月的第三周为本市献血宣传周。

第十四条　国家机关、企业事业单位、群团组织、村(居)民委员会应当每年至少动员和组织一次献血活动,动员本单位或者本居住区符合献血条件的公民参加献血,并为献血者提供便利。

第十五条　市、区县(自治县)人民政府应当建立临床用血应急保障机制,制定临床用血应急预案。

发生临床用血供应紧张、突发事件需要应急用血,或者因可预见的重大事件需要紧急备血时,应当按照预案要求分级发布预警信息,启动应急响应措施。

发生前款规定情形时,市、区县(自治县)人民政府应当组织国家机关、企业事业单位、群团组织动员本单位适龄健康公民自愿献血。

第三章　献血和采血

第十六条　公民可以参加所在单位或者村(居)民委员会组织的献血,也可以直接到血站或者血站设置的献血屋、流动采血车献血。

公民所在单位、村(居)民委员会组织的献血人数较多时,血站应当提供预约上门采血服务。

第十七条　公民献血时,应当出示居民身份证或者其他有效身份证明,如实填写健康状况征询表并接受血站免费提供的献血健康检查。禁止冒用他人名义或者雇佣他人献血。

血站应当通过发放宣传资料或者口头告知等方式,让献血者了解献血注意事项、献血者享有的权利等。

经检查,公民符合献血条件的,血站应当在采血后向其发放无偿献血证;公民不符合献血条件的,血站应当向其说明情况,不得采集血液;公民在献血后经检测血液不合格的,血站应当自采集血液之日起十个工作日内将检测结果告知献血者。

任何单位和个人不得要求献血者证明其所献血液的安全性。

第十八条 血站应当为献血者提供安全、卫生、便利的条件和良好的服务。

血站根据实际情况,可以为献血者发放献血纪念品或者误餐费、交通费。

公民参加献血的,其所在单位应当予以支持,并可以适当给予误餐费、交通费等补贴。

第十九条 血站采集血液应当严格遵守有关操作规程和制度。采血应当由培训合格的医务人员进行,使用符合国家标准的一次性采血器材,用后依法销毁。

血站对献血者每人次采全血、单采血小板等血液成分的采集量和间隔期,应当按照国家标准执行。

为保证应急用血,医疗机构可以临时采集血液,但应当符合国务院卫生计生行政部门临时采集血液的相关规定,确保采血用血安全。

第二十条 市卫生计生行政部门应当会同公安机关、疾控中心等相关单位建立不适宜献血人员信息库,并保证不适宜献血人员信息安全。

血站应当建立献血者信息保密制度,保护献血者个人隐私。

第二十一条 市卫生计生行政部门应当根据人口流量、人口密度、年献血人次、服务区域和交通便利等情况制定献血屋设置规划,报市人民政府批准后实施。

区县(自治县)人民政府应当按照全市统一规划设置献血屋,并交由血站统一管理,无偿使用,不得改变用途。

献血屋设置标准和管理办法由市卫生计生行政部门另行制定。

第二十二条 血站可以根据需要配置流动采血车和应急送血车,并报市卫生计生行政部门备案。

公安交通、城市管理、街道办事处、商圈管委会等部门和单位应当根据血站采血的需要,在人流集中、方便献血的区域划定流动采血车临时停放点。流动采血车采血时,应当停放在划定的临时停放点。

第二十三条 市、区县(自治县)人民政府应当根据本地实际,通过购买商业保险等方式,对献血者和无过错用血感染人员开展关爱与救助活动,具体办法由市人民政府制定。

第二十四条 禁止非法组织他人出卖血液。

禁止伪造、变造、买卖、出租、出借或者使用伪造、变造的无偿献血证。

第四章 供血和用血

第二十五条 血站采集的血液必须用于临床,不得买卖。血站向医疗机构提供的血液,应当进行检测并符合国家规定的标准和要求。

临床用血的包装、储存、运输,应当严格执行国家规定的卫生标准和要求。

因科研或者特殊需要而进行血液调剂的,报市卫生计生行政部门确定。

第二十六条　医疗机构应当使用市卫生计生行政部门指定的血站提供的血液。

紧急情况下,需要跨服务区域调剂临床用血的,由市卫生计生行政部门指定临时供血的血站。

第二十七条　医疗机构及其医务人员临床用血应当遵守以下规定:

(一)严格执行临床输血技术规范,保障临床用血安全;

(二)严格掌握临床输血指征,科学制订临床输血方案;

(三)积极采用临床用血先进技术,避免浪费和滥用血液;

(四)除临床急救用血外,优先保障献血者临床用血;

(五)法律法规的其他规定。

第二十八条　公民临床用血时,只交付用于血液的采集、储存、分离、检验等费用(以下称采供血成本费用);具体收费执行国务院卫生计生行政部门会同国务院价格主管部门制定的标准。

献血者临床用血,免交前款规定的费用。献血者的配偶、父母、子女临床用血,按照献血者献血量等量免交前款规定的费用。

第二十九条　献血者及其配偶、父母、子女免交的采供血成本费用,按照下列规定核销:

(一)在本市献血的献血者及其配偶、父母、子女在市内就诊的,采供血成本费用在就诊的医疗机构核销;

(二)在本市献血的献血者及其配偶、父母、子女在市外就诊的,采供血成本费用在发放无偿献血证的血站核销;

(三)在市外献血的献血者及其配偶、父母、子女在本市就诊的,采供血成本费用按献血地规定处理。

费用核销的具体办法,由市卫生计生行政部门会同市人力社保部门另行制定。

第五章　监督管理

第三十条　市、区县(自治县)卫生计生行政部门应当建立对血站、医疗机构的定期培训和考核制度,加强对献血法律法规、标准、技术规范贯彻执行情况的监督检查,维护献血者、用血者及其他当事人的合法权益。

第三十一条　献血工作情况应当纳入各地、各部门卫生城市(区)、文明城市(区)、文明单位创建考核评价体系。

第三十二条　市卫生计生行政部门应当建立血液工作信息化系统,实现卫生计生行政部门、血站、医疗机构、医保中心之间献血、采血、供血、用血信息的互联互通。

血液工作信息化系统管理和使用单位应当加强信息化建设,优化采血、供血、用血和费用核销管理流程,保障献血者、用血者的信息安全。

血液工作信息化系统应当向献血者开放,献血者可以通过系统查询自己的献血信息和录入本人以及配偶、父母、子女的相关信息,录入的信息作为采供血成本费用核销的依据。

第三十三条　血站应当建立健全财务管理制度,加强对收取的采供血成本费用的管理,并接受财政、审计等行政部门的监督检查。

第三十四条　血站应当建立信息公开制度,依法公开以下内容:

(一)血站及其工作人员依法执业相关信息;

(二)采血点设置、服务热线等服务信息;

(三)献血流程、费用核销流程;

(四)采供血成本费用收支等财务信息;

(五)其他依法应当公开的信息。

第三十五条　血站应当加强对工作人员的业务培训和日常管理,提高采供血服务质量。

血站工作人员上岗时,应当佩戴载有本单位名称、本人姓名及职称等执业信息的标牌,使用文明用语、规范服务行为。

第三十六条　医疗机构应当加强临床用血管理,遵守以下规定:

(一)建立并完善管理制度和工作规范;

(二)科学制定临床用血计划,将临床用血管理作为医疗质量管理的重要内容;

(三)建立临床合理用血的评价制度;

(四)法律法规的其他规定。

第三十七条　市、区县(自治县)卫生计生行政部门、血站、医疗机构应当建立采供血违法违规行为的举报、投诉制度,维护献血者及其他当事人的合法权益。

市、区县(自治县)卫生计生行政部门、血站、医疗机构接到投诉后,应当及时处理并向投诉人反馈处理情况。

第六章　法律责任

第三十八条　违反本条例规定,冒用他人名义或者雇佣他人献血的,由卫生计生行政部门处以二千元以上一万元以下的罚款;构成犯罪的,依法追究刑事责任。

第三十九条　违反本条例规定,出租、出借无偿献血证的,由卫生计生行政部门处以一千元以上五千元以下的罚款;伪造、变造、买卖或者使用伪造、变造的无偿献血证的,按照《中华人民共和国治安管理处罚法》的规定进行处罚;

构成犯罪的,依法追究刑事责任。

第四十条　违反本条例规定,血站有下列行为之一的,由卫生计生行政部门责令改正;情节严重的,对负有责任的主管人员和其他直接责任人员,依法给予处分;构成犯罪的,依法追究刑事责任:

(一)泄露献血者隐私;

(二)未按照规定履行信息公开义务;

(三)向医疗机构提供不符合国家规定标准的血液。

第四十一条　违反本条例规定,医疗机构未依法执行临床用血规定的,由卫生计生行政部门责令限期改正;逾期未改正的,给予警告;情节严重的,并处一万元以上三万元以下罚款;构成犯罪的,依法追究刑事责任。

第四十二条　卫生计生行政部门、血站、医疗机构及其工作人员违反《中华人民共和国献血法》和本条例相关规定的,依照《中华人民共和国献血法》予以处罚;给献血者、用血者健康造成损害的,依法予以赔偿;对直接负责的主管人员和其他直接责任人员,依法给予处分;构成犯罪的,依法追究刑事责任。

第七章　附则

第四十三条　军队对献血工作另有规定的,从其规定。

第四十四条　本条例自 2018 年 6 月 1 日施行。

附录八　西藏自治区实施《中华人民共和国献血法》办法

西藏自治区实施《中华人民共和国献血法》办法

西藏自治区人民代表大会常务委员会公告〔2015〕8 号

《西藏自治区实施〈中华人民共和国献血法〉办法》,已由西藏自治区第十届人民代表大会常务委员会第二十次会议于 2015 年 9 月 23 日审议通过,现予公布,自 2016 年 1 月 1 日起施行。

第一章　总则

第一条　为了保证医疗临床用血需要和安全,保障无偿献血者和用血者身体健康,发扬人道主义精神,促进社会主义物质文明和精神文明建设,根据《中华人民共和国献血法》和有关法律、法规,结合自治区实际,制定本办法。

第二条　自治区行政区域内的献血、采血、供血、临床用血及其监督管理工作,适用本办法。

第三条 无偿献血事业坚持政府主导、部门协调、社会参与的原则。

第四条 自治区依法实行无偿献血制度。

提倡18至55周岁的健康公民自愿献血。

鼓励国家工作人员、现役军人、企事业员工和高校学生率先无偿献血。

鼓励捐献机采血小板等成分血,鼓励稀有血型的个人献血。

第五条 县级以上人民政府应当加强对无偿献血工作的领导,将无偿献血工作作为公共卫生服务事业的重要组成部分,纳入经济社会发展规划,保证献血工作经费。

第六条 县级以上人民政府应当设立由卫生计生、财政、发展和改革、教育、人力资源和社会保障、民政、住房和城乡建设、公安、民宗、团委、工会、妇联、红十字会等部门和社团组织组成的无偿献血委员会,协调解决无偿献血工作的重大事项,协调有关部门共同做好献血工作。

第七条 县级以上人民政府卫生计生行政部门是献血工作的主管部门,负责推动、指导、监督管理本行政区域内的献血工作。

各级红十字会依法参与、推动无偿献血工作。

第八条 各级人民政府及有关部门应当采取措施广泛宣传献血的意义,普及血液和献血的科学知识,开展预防和控制经血液途径传播的疾病的宣传教育。

广播、电视、报刊、网络等媒体应当开展献血的社会公益宣传,引导公民树立无偿献血的观念,积极参与献血活动。

第九条 国家机关、企事业单位、社会团体、村(居)民委员会应当动员本单位和本居住区域内的适龄公民参加自愿献血。

第十条 县级以上人民政府或者卫生计生行政部门和红十字会应当对积极献血或者在献血工作中做出显著成绩的单位和个人,给予表彰和奖励。

各单位可根据本单位具体情况,对本单位献血者给予适当的精神和物质奖励。

第二章 献血

第十一条 公民持居民身份证等有效证件,可以到依法设置的采血场所(点)自愿无偿献血,也可以参加团体献血。

第十二条 县级以上人民政府应当建立临床用血应急保障机制,制定临床用血应急预案,保障临床用血需要。

发生自然灾害、重大事故等突发事件,急救用血调剂不能保障时,当地人民政府应当启动应急预案,引导、动员组织符合献血条件的人员献血。

第十三条 县级以上人民政府卫生计生行政部门应当拟定年度无偿献血计划,报本级人民政府批准后组织实施。

第十四条　卫生计生行政部门应当会同有关部门建立团体献血应急名库,血站应当建立采供血和稀有血型信息库。在库存血液不足、临床急需用血时,血站经本级卫生计生行政部门同意,启用团体献血应急名库;有关部门、社团组织应当立即动员团体献血应急名库中的人员积极参加无偿献血。

第十五条　公民献血后,血站应当发给国务院卫生计生行政部门统一制作的无偿献血证。

无偿献血证不得伪造、涂改、转让、出租、出借。

第三章　采血和供血

第十六条　血站是采集、提供临床用血的机构,是不以营利为目的的公益性组织。其主要职责:

(一) 开展献血者的招募与血源管理、血液的采集与制备、临床用血供应以及医疗用血的业务培训指导等工作;

(二) 执行献血者免费健康检查和采血、储血技术规范以及有关管理制度,保证血液质量和安全;

(三) 血液的质量控制与评价;

(四) 血液的集中检测;

(五) 血液相关的科研工作。

第十七条　县级以上人民政府应当加强血站建设,为血站采血提供或者指定专门的区域,保证采供血工作正常进行。

尚未建立血站的县(区),应当由其上一级卫生计生行政部门指定医疗卫生机构承担采供血工作,配备具有采供血资质的专业技术人员和必要的设施、设备。

第十八条　血站应当根据采血需要,按照当地人民政府提供的场所或者指定的区域,设置固定采血屋、流动采血点。

公安机关、住房和城乡建设、城管等部门应当对依法设置的采血点的采血工作给予协助、支持。

第十九条　血站采集血液应当严格执行有关采血操作规程和制度,并遵守下列规定:

(一) 在采血前按照国务院卫生计生行政部门制定的献血者健康检查标准为献血者进行免费健康检查;对身体状况不符合献血条件的献血者,向其说明情况,不得采集血液;

(二) 采血前应征得献血者自愿献血量,献血者每次献血量一般为200毫升,最多不得超过400毫升,禁止超量采血;

(三) 献血者两次献血间隔期不少于6个月,采集机采血小板间隔期不少于28天,禁止频繁采血;

（四）向献血者提供必要的食品、饮品，为献血者提供安全、卫生的献血环境和便利条件；

（五）建立献血者信息保密制度，对献血者个人信息予以保密。

第二十条　血站应当向社会公布采血地址、地点以及联系方式，方便公民无偿献血。

第二十一条　无偿献血的血液必须用于临床，不得买卖。

禁止任何单位和个人有下列行为：

（一）非法采供血；

（二）血站、医疗机构非法出售无偿献血的血液；

（三）非法组织他人出卖血液。

第二十二条　血站应当对采集的血液进行检测，未经检测或者经检测不合格的血液，不得向医疗机构提供。

血液的制备、储存、发放、运输、回收、报废处理等，应当符合国家规定的质量安全标准和操作程序。

第四章　临床用血

第二十三条　医疗机构用血必须由血站供血。

医疗机构应当定期向血站申报临床用血计划，配备符合国家标准的储血设备、设施，严格执行临床输血相关技术规范。

第二十四条　鼓励血站和医疗机构开展血液保存与临床用血新技术的研究、推广和临床科学用血教育培训。

第二十五条　公民临床用血时只交付用于血液的采集、储存、分离、检验等费用，收费标准按照国家和自治区规定执行。

第二十六条　无偿献血者临床用血时可以按照以下规定享有相应待遇：

（一）凭无偿献血证优先用血；

（二）自献血之日起五年内，可以免交献血量三倍的临床用血费用，五年后免交献血量等量的临床用血费用；

（三）累计献血量600毫升以上、捐献稀有血型者，终身免交临床用血费用；

（四）配偶和直系亲属可以免交献血量等量的临床用血费用；

（五）达到国家无偿献血奉献奖金奖标准以上者，其配偶和直系亲属终身免交临床用血费用。

献血者及其配偶、直系亲属免交临床用血费用的，免费部分可以在就诊的医疗机构或者血站予以核销。

第二十七条　为保障公民临床急救用血，提倡并指导择期手术的患者自身储血。医疗机构和血站可以动员家庭、亲友、所在单位以及社会互助献血。

二级以上医疗机构经批准可以开展自体输血业务,但应当严格执行采供血操作规范和规程。

第二十八条　医疗机构临床用血应当遵循合理、科学的原则,不得浪费和滥用血液。

第五章　监督管理

第二十九条　县级以上人民政府卫生计生行政部门应当加强对血站和临床用血单位的监督检查:

(一)人员资质和执业人员注册登记;

(二)血液安全责任制和管理制度落实;

(三)无偿献血者健康检查、血液来源和献血者身份核实、登记;

(四)血液质量控制和责任追究;

(五)血液制备、包装、储存、运输、报废和医疗废弃物处理等责任落实;

(六)采供血和临床用血突发事件应急预案和保障措施的执行;

(七)其他依法应当监督检查的事项。

第三十条　县级以上人民政府卫生计生行政部门应当根据本地人口总量和日常需要足额储备血液情况、采供血技术规范和操作流程执行情况,对血站实施业务考核。

第三十一条　县级以上人民政府卫生计生行政部门应当实施血站、医疗机构采供用血情况的季度监督检查工作,并形成书面报告存档。

第三十二条　县级以上人民政府卫生计生行政部门应当向社会公布采供血监督电话,接受社会监督。

第六章　法律责任

第三十三条　违反本办法第十五条第二款规定,涂改、转让、出租、出借无偿献血证的,由县级以上人民政府卫生计生行政部门予以警告,并收回无偿献血证;伪造无偿献血证的,依照《中华人民共和国治安管理处罚法》的相关规定执行。

第三十四条　违反本办法第十九条规定,血站违反有关操作规程和制度采集血液,由县级以上人民政府卫生计生行政部门责令改正;给献血者健康造成损害的,应当依法赔偿,对直接负责的主管人员和其他直接责任人员,依法给予行政处分;涉嫌犯罪的,移送司法机关处理。

第三十五条　违反临床输血相关技术规范,情节轻微的,由县级以上人民政府卫生计生行政部门责令改正,给予警告;情节严重的,可以处以 5 千元以上 1 万元以下的罚款。

第三十六条　血站违反本办法规定,向医疗机构提供不符合国家规定标准的血液的,由县级以上人民政府卫生计生行政部门责令改正,限期整顿;情节严重,导致疾病传播的,对直接负责的主管人员和其他直接责任人员,依法给予行政处分;涉嫌犯罪的,移送司法机关处理。

第三十七条　医疗机构的医务人员违反本办法规定,将不符合国家规定标准的血液用于患者的,由县级以上人民政府卫生计生行政部门责令改正,给患者健康造成损害的,应当依法赔偿,对直接负责的主管人员和其他直接责任人员,依法给予行政处分;涉嫌犯罪的,移送司法机关处理。

第三十八条　卫生计生行政部门及其工作人员在献血、用血的监督管理工作中,玩忽职守,造成严重后果,尚不构成犯罪的,依法给予行政处分;涉嫌犯罪的,移送司法机关处理。

第七章　附则

第三十九条　本办法实施前已在自治区行政区域内无偿献血的,参照本办法执行。

第四十条　本办法自 2016 年 1 月 1 日起施行。

附录九　青海省实施《中华人民共和国献血法》办法

青海省实施《中华人民共和国献血法》办法

青海省人民代表大会常务委员会公告(第四十九号)

《青海省实施〈中华人民共和国献血法〉办法》已由青海省第十二届人民代表大会常务委员会第三十五次会议于 2017 年 7 月 27 日通过,现予公布,自 2017 年 9 月 1 日起施行。

第一条　为了保证医疗临床用血需要和安全,保障献血者和用血者身体健康,发扬人道主义精神,弘扬社会主义核心价值观,根据《中华人民共和国献血法》,结合本省实际,制定本办法。

第二条　本省行政区域内献血和采血、供血等活动及其监督管理,适用本办法。

第三条　献血工作应当遵循政府主导、部门协调、公民自愿、社会参与的原则。

第四条　提倡十八周岁至五十五周岁的健康公民自愿献血。

鼓励健康适龄的国家工作人员、现役军人、高等学校在校学生每两年献血一次以上。

鼓励稀有血型公民根据临床用血需要积极献血。

第五条　提倡公民、法人和其他组织通过捐赠、参与志愿服务等形式,推动献血公益活动。

鼓励国家机关、社会团体、企业事业单位以及其他组织建立献血志愿服务组织。

第六条　县级以上人民政府应当加强对献血工作的领导,将其纳入卫生计生事业发展专项规划,工作经费列入本级财政预算,促进献血事业发展。

县级以上人民政府应当建立健全由卫生计生、发展改革、教育、民族宗教、公安、民政、财政、人力资源社会保障、住房城乡建设(城市管理)、交通运输、文化新闻出版、广播电视等部门以及红十字会、工会、共青团、妇联等社会团体参加的献血工作联系协调机制,推进献血工作有效开展。

第七条　县级以上人民政府应当建立临床用血应急保障机制,制定临床用血应急预案。在发生自然灾害、重大事故等突发事件,或者急救用血调剂不能保障时,按照预案要求分级发布预警信息,启动应急预案,动员和引导公民献血。

第八条　县级以上人民政府卫生计生主管部门具体负责指导、监督、管理本行政区域内的献血、采血、供血和临床用血工作。

县级以上人民政府卫生计生主管部门应当会同工会、共青团、妇联等社会团体推动、指导献血志愿服务。红十字会应当依法参与和推动献血工作。

第九条　县级以上人民政府卫生计生主管部门应当根据本行政区域内的临床用血需求量、健康适龄公民人数,拟定年度献血工作计划,报同级人民政府批准后实施。

乡(镇)人民政府、街道办事处应当组织辖区内国家机关、社会团体、企业事业单位和村(居)民委员会开展献血宣传活动。

国家机关、社会团体、企业事业单位和村(居)民委员会应当支持献血工作,动员和组织本单位或者本居住区的健康适龄公民献血。

第十条　各级人民政府应当加强献血宣传教育工作,组织有关部门采取多种形式普及献血科学知识,开展献血宣传和动员。

县级以上人民政府卫生计生主管部门应当加强献血法律法规、政策和献血科学知识等方面的宣传教育,协调、指导有关部门和单位开展献血宣传和动员;教育主管部门应当将献血科学知识纳入健康教育范围,安排相关教育内容;科学技术、司法行政部门应当将献血宣传教育纳入科普、普法教育内容。

每年6月为全省自愿无偿献血宣传月。

第十一条　广播、电视、报刊、网络等新闻媒体,应当开展献血公益性宣传,刊播献血科学知识和公益广告,宣传献血先进事迹、典型人物。

车站、机场、广场、公园、医院、旅游景区、商场、影剧院等公共场所,公交、出租车等公共交通工具的主管单位,应当通过其设置或者管理的广告牌、宣传栏、公共视听载体等设施免费开展献血公益性宣传。

第十二条　省卫生计生主管部门应当会同有关部门,组织血站、医疗机构推进采血、供血、临床用血等工作的信息化建设,为社会公众献血与查询、医疗机构血液调配使用提供便利服务。

第十三条　血站是采集、提供临床用血的机构,是不以营利为目的的公益性组织。

县级以上人民政府应当加强血站建设,保证献血和采血工作正常开展。

县级以上人民政府及其相关部门应当为血站采血提供专门区域;血站需要在街道、广场、公园及其他公共场所设置临时采血点或者停放流动采血车的,应当事先与当地公安机关、城市管理等部门协商确定,相关部门应当予以支持配合。

第十四条　血站应当向社会公开献血地址(采血点、流动采血车位置)、服务时间、联系方式以及血液采集和使用、库存预警信息。

血站或者采血点应当为献血者提供安全、卫生的环境和便利的服务以及免费食品、饮品。

第十五条　公民献血时,应当出示本人居民身份证等有效证件,并按照规定如实登记。

血站和医疗机构应当建立献血者档案数据库和献血者信息保密制度,规范管理、使用献血者信息。

第十六条　血站和医疗机构采血前应当向参加献血的公民介绍相关献血科学知识、注意事项,免费进行必要的健康检查。对符合献血条件的,由具有采血资格的医务人员,使用符合国家标准的一次性采血器材采集血液;对不符合献血条件的,不得采集血液并予以说明。

血站对献血者每次采集血液量一般为二百毫升,最多不得超过四百毫升,两次采集间隔不少于六个月。

任何单位和个人不得要求献血者证明其所献血液安全性。

第十七条　血站应当向献血者颁发国家统一制作的无偿献血证。

无偿献血证不得伪造、涂改、买卖、转借或者冒用。

第十八条　血站和医疗机构应当执行献血法律法规规定和采血、供血等技术标准和规范,保证医疗临床用血安全。

医疗机构临床用血应当制定科学、合理的用血计划,不得浪费或者滥用血液。

第十九条　公民献血后享受一日带薪休假,其所在单位应当给予安排。

第二十条　在本省献血的献血者及其配偶、父母和子女临床用血时,凭身份证、无偿献血证等有效证件享受下列优惠:

(一) 献血后五年以内,本人临床用血时,免费使用本人献血量五倍的血液;五年后,本人临床用血时,免费使用本人献血量三倍的血液;献血量累计超过八百毫升的,本人终身免费用血。

（二）自献血之日起,献血者的配偶、父母和子女临床用血时,免费使用本人献血量的等量血液。

（三）在同等临床条件下,优先保障献血者的临床用血。

第二十一条 献血者捐献单采血小板的,每捐献一人份血小板按照献血全血四百毫升计算。

第二十二条 获得国家献血奉献奖的公民,在非营利性医疗机构就诊时,应当给予其医疗费用减免优待,提供便利服务。

第二十三条 县级以上人民政府根据本地实际设立献血关爱公益性专项资金,用于对献血者的关爱和无过错用血感染者的救助。具体办法由省卫生计生主管部门会同省财政部门制定。

第二十四条 有下列情形之一的,由县级以上人民政府卫生计生主管部门会同红十字会给予表彰奖励:

（一）个人无偿献血累计三千毫升以上的;

（二）单位动员和组织献血,事迹突出的;

（三）为抢救危重病人主动献血,表现突出的;

（四）献血、采血、供血或者用血管理成效显著的;

（五）在献血的社会公益性宣传中成绩显著的;

（六）为献血事业捐赠资金、物资、设备做出突出贡献的。

第二十五条 县级以上人民政府卫生计生主管部门应当加强对血站、医疗机构执行献血法律法规、技术标准与规范的监督检查,建立健全投诉举报制度,及时查处违法违规行为。

第二十六条 伪造、涂改、买卖、转借或者冒用无偿献血证的,不得减免临床用血费用,并由卫生计生主管部门将其违法事实作为个人信用信息告知征信机构。

第二十七条 违反本办法的行为,法律法规已规定法律责任的,从其规定。

第二十八条 卫生计生主管部门工作人员在献血、采血、供血和临床用血监督管理工作中玩忽职守、徇私舞弊、滥用职权的,由所在单位或者有关机关责令改正,并按照管理权限对直接负责的主管人员和其他直接责任人员给予处分;构成犯罪的,依法追究刑事责任。

第二十九条 血站、医疗机构及其工作人员违反本办法规定,有下列行为之一的,由县级以上人民政府卫生计生主管部门责令改正;情节严重的,由有关机关按照管理权限对直接负责的主管人员和其他直接责任人员给予处分;构成犯罪的,依法追究刑事责任:

（一）泄露献血者个人信息的;

（二）对献血者及其配偶、父母和子女不予落实临床用血优惠的;

（三）对获得国家献血奉献奖的公民,不落实医疗费用减免优待的。

第三十条　本办法自 2017 年 9 月 1 日起施行。

附录十　部分省份《献血法》贯彻落实情况报告

一、湖南

关于我省贯彻实施《中华人民共和国献血法》和《湖南省实施〈中华人民共和国献血法〉办法》情况的报告

　　——2012 年 11 月 28 日在省十一届人大常委会第三十二次会议

省卫生厅厅长张健

主任、各位副主任、秘书长、各位委员：

受省人民政府的委托,报告我省贯彻实施《中华人民共和国献血法》和《湖南省实施〈中华人民共和国献血法〉办法》(以下简称"一法一办法")情况,请予审议。

目前,我省有采供血机构 21 个,包括 1 个血液中心、13 个中心血站和 7 个单采血浆站。其中,长沙、衡阳、娄底、邵阳、永州、张家界和湘西州 7 个中心血站(血液中心)为以收定支的全额拨款事业单位,湘潭、岳阳、常德、益阳和怀化 5 个中心血站为差额拨款事业单位,株洲和郴州 2 个中心血站为自收自支事业单位。全省血站共有工作人员 1276 人。2011 年,全省共有 48 万余人次参加无偿献血,献血量达 158.8 吨,均 100% 来自自愿无偿献血。

（一）加强组织领导,保证血液供应。一是健全组织机构。2006 年 9 月我省颁布《湖南省实施〈献血法〉办法》,各市州也相继制定了相关管理办法,成立了无偿献血工作领导小组,由市州政府负责同志任组长,设立了献血办公室。各级领导对无偿献血工作高度重视和关心,许多领导不仅亲自组织大型无偿献血活动,带队开展督导检查,研究和解决工作中存在的困难和问题,还带头献血,做出表率,在全省产生了良好影响。二是强化考核管理。近几年来,省卫生厅每年都将无偿献血工作、采供血机构网络建设和储血点建设情况等指标纳入对市州卫生局的绩效考核,并大力推行"以采定供"机制,加强农村无偿献血工作。各地也采取相应措施,全力保障无偿献血工作。2011 年湘潭、常德等市人大组织开展了"一法一办法"执法检查;郴州、岳阳、娄底、益阳、怀化、湘西等 6 个市州将无偿献血工作纳入政府绩效评估内容;郴州市政府规定将无偿献血宣传资料放入市二类会议会场;娄底市以市政府督查室牵头每年进行 2 次督查,并通报全市;岳阳市把无偿献血工作纳入到创建全国文明城市方案中。三是加强宣传引导。聘请著名节目主持人汪涵担任湖南省无偿献血形象大使,各市也聘请了各自的形象代言人。充分利用新闻媒体开展无偿献血宣传,在街头、乡村张贴无偿献血公益宣传广告,每年都在"世界献血者日"等重大节假日组织大型宣传活动。各市州都成立了无偿献血志愿者服务队,积极推进固定献血者队伍建设,加大对献血者的回访,定期组织开展"血站公众开放日"活动,让群众更加了解、支持无偿献血工作。

通过努力,我省无偿献血占临床用血的比例呈较快发展趋势,2000年为55.4%,2007年达到99.1%,2008年至今,全省稳定在100%的水平。1998年全省采血量还不足66吨,2011年上升到158.8吨。每年平均增幅13%。长沙等9个市多次荣获"全国无偿献血先进城市"称号。

(二)加强质量管理,确保用血安全。一是健全管理体系。全省血站全部通过ISO9000质量认证,并按照原卫生部的3个质量管理规范,确定了采供血各岗位工作职责,不断完善操作规程等质量体系文件,建立健全了全程质量管理体系。二是提升检测手段。按照国家规定,全部使用全自动酶免检测系统,严格血液检测的初检和复检,实行不同方法不同试剂的二次检测,确保了血液质量。三是实施信息化管理。全省实现了血站计算机内部网络管理,采血、检测、供血各个环节实行计算机联网监控管理,基本实现血站与临床用血机构网络联接,加强了对临床用血机构的监管。四是加强质量监控。在血站内部每月抽检的基础上,每年组织专家进行血液质量安全评估和年度考核,省临床检验中心定期对血液进行抽检和室间质评。全省范围内至今没有发生一起经血液传播疾病的事故。

(三)加强基础建设,提升整体素质。20世纪90年代初,我省大部分血站靠租房开展采供血工作,工作环境与工作要求极不适应。自2000年国家启动国债资金建设血站以来,我省重点加强血站基本建设,2000—2005年,共投入约2.6亿元(其中国债资金投入3800万),新建了8个中心血站,对14个市州血站的设备进行了部分更新。2006年,新建了湘潭市中心血站。目前,长沙血液中心、衡阳市中心血站正在新建,永州市中心血站整体搬迁也在筹划之中。另外,各血站自筹资金全面完成了房屋改扩建和实验室改造工作,全省血站业务用房和仪器设备均达到了国家标准要求,具备了血液的现代化检测能力。完善采供血网络建设,全省血站建设分站5个,中心储血点87个;各血站自筹资金建设采血屋(移动献血屋)41个,置有流动采血车72台,全省采供血网络初步形成。

在加强硬件建设的同时,不断加强人才队伍建设。一是严格依法执业。每年对新进人员进行统一培训、统一考试、统一发放采供血机构人员上岗证。二是严格岗位资质。规定岗位人员资格和业务人员占全部工作人员的比例,注重引进专业人才,培养了一批学科带头人。三是严格继续教育。全省采供血机构所有员工每年业务学习不少于75个学时,通过奖励机制,鼓励在职人员参加继续教育,提高现有人员学历和业务水平。四是注重师资培养。建立了我省血液管理师资队伍,对血站主要业务科室负责人专门聘请原卫生部专家进行重点培训。

(四) 存在的主要困难和问题

1. 血液供应与临床需求的矛盾日益突出。近年来,多种原因造成社会公益事业的社会公信度下降,特别由于"郭美美"等事件的影响,部分网络媒体的负面宣传,我省无偿献血工作出现新的情况和问题。自 2010 年下半年开始,全省血液采集增速放缓,2010 年全省采集血液 152.4 吨,2011 年较上年仅增加 3.68%;2012 年上半年全省采集血液 78.23 吨,较 2011 年同期仅增加 1.03%。每年增幅大幅下降,长沙市和全国部分大城市一样,从 2011 年开始出现负增长,2011 年采集血液 42.3 吨,较上年下降 3.1 吨,下降了 6.24%;2012 年上半年采集血液 20.7 吨,较去年同期下降 0.48 吨,下降了 2.27%。当前,长沙市一直作为采血重点的街头献血占临床用血的比例由前年的 70% 下降至 30%。与此同时,全省的医疗临床用血量逐年增加,从 1998 年的 66 吨上升到 2011 年的 158.8 吨,年均增长 13% 左右,且随着各大医院的扩建新建,长沙的临床用血需求呈快速增长之势。原卫生部专家预测,到"十二五"期末,血液总需求比现在要增长 60% 以上,预计到 2015 年前后,我省的血液需求量将达到 260 吨左右,血液供应增长缓慢和临床用血需求迅猛增长的矛盾将日益明显,严重威胁着人民群众的身体健康和生命安全。当前,尤其是寒暑两季,长沙、衡阳等医疗资源相对集中的城市和经济相对欠发达的邵阳、湘西州、张家界等市州,血液供应十分紧张,大量择期手术被迫停止或推迟。因血液供应不及时而引发的医患纠纷时有发生;因血液供应不足,医院强迫患者亲属开展互助献血,街头有时出现了"血头、血霸"和"买血、卖血"现象,严重影响了无偿献血的法定秩序。

2. 无偿献血的宣传教育作用发挥不够。近几年来,全省各有关部门虽然在无偿献血宣传方面做了不少工作,但影响面和影响度还未达到应有水平。我省无偿献血的公益宣传机制尚未建立,血站受经费制约无力进行广泛宣传。相当多的社会人群对无偿献血的积极意义理解不深,对血液的科学知识了解甚少,对血液采供环节的质量和技术要求更不清楚。无偿献血宣传还有很大的扩充空间:一是一般性工作宣传多,有针对性宣传相对不足。对献血知识宣传多,对公民在无偿献血活动中的权利义务解释相对不足,献血法律法规的宣传普及也不够广泛。二.是传统媒体宣传多,户外宣传少。受经费等的限制,无偿献血宣传一般都采用宣传手册、报纸宣传,很少有大型的户外广告,社区公益宣传少,电视公益宣传相对缺乏。三是血液知识普及不够,献血有害健康等传统观念根深蒂固。部分地区的学校未有效组织开设无偿献血及血液科学知识教育的相关课程,这在一定程度上影响了无偿献血工作的深入开展。

3. 现有人员编制不能满足实际工作需要。一是编制太少。各血站现有编制还是 2000 年以前确定的,全省合计只有 652 个。根据原卫生部《血站基本标准》,全省需配备编制 1500 多个。2011 年全省在岗人数 1276 人,近一半为临时聘用人员,长沙血液中心 70% 为临时聘用人员,在编人员与非在编人员倒置,影响着单位管理体制机能的发挥,对单位的稳定、血液的供应保障和血液质量安全带来了极大的隐患。二是机构管理的性质不统一。14 个血站中,表面上有差额拨款单位和全额拨款单位之分,实际上各级政府预算拨款很少,血站吃"皇粮"的问题没有解决,不利于血站的平衡发展和正常运转。三是机构级别设置不够规范。目前,有 3 家为副处级单位,11 家为正科级单位,9 个血站站长高配为副处级干部,在目前事业单位尚未取消行政级别前,血站级别低导致协调工作存在一定的困难。

4. 财政投入不能满足血站生产和发展需要。根据《献血法》规定,血站工作经费应由财政保障;临床用血收取的费用由财政专户管理,用于献血者临床用血付费偿还。但各市州财政没有给血站提供相应保障,血站运转绝大部分依靠血费来维持。以 2011 年为例,全省 14 个血站总支出为 2.86 亿元,各市州财政拨款仅为 1148.26 万元,只占总支出的 4%,个别地方财政还要收缴调节基金。由于缺乏资金,根据国家标准需要配备的有关设备不能到位,进一步提高血液安全的检测项目如核酸检测在全省尚无一家开展;血站工作人员待遇过低,采供血工作有其特殊性,一线工作人员没有节假日,没有星期天,每天工作 10 多个小时,而每月收入才 1000 元左右,这严重影响着采血一线工作人员的积极性,有的血站还发生过采血一线临聘人员集体停工要求提高待遇事件。目前,长沙血液中心由于临聘人员待遇过低和没有"节假日"加班费,长沙市人社部门启动了劳动仲裁程序。有的中小型血站为保证人员工资待遇,不得不压缩运行成本,给血液质量安全带来隐患。

5. 采血工作环境亟待改善。目前,流动献血车和献血房车是血站采血主要场所。但是,有的部门对此不支持,甚至将其视为商业行为,城管人员以影响市容为由,驱赶采血车的情况时有发生;商铺觉得献血车影响其生意,对医护人员横加指责,甚至断电停水,造成献血地点不固定,献血者不方便献血;有的市州献血车街头采血要缴停车费、综合治理费、卫生费、管理费等。血站新建一个献血屋困难重重,而献血屋一般要设在人口流动密集的地段,需要国土、城管、规划等多个部门的协调,难度较大。采血车、送血车的通行费法定优惠政策未落实。按照《湖南省实施〈献血法〉办法》的相关规定,作为救死扶伤的采血车、送血车其通行费应予免除,但目前该项优惠政策没有得到全面落实。这些在一定程度上阻碍了无偿献血事业的发展。

（五）几点建议

1. 进一步加强组织领导。血液的供应与保障是政府履行公共管理职能的重要组成部分,既是民生工程,更是民心工程。建议省人大督促各级政府建立和完善无偿献血工作领导小组工作机构,加强对本区域无偿献血工作的领导;各级政府将无偿献血工作纳入对下一级政府和相关部门的年度绩效考核内容;督促省文明委等将无偿献血工作纳入文明城市、文明单位考核评定内容;督促各级政府和教育行政部门及各高等院校抓好无偿献血教育工作,建立和完善高校无偿献血考核评价机制,鼓励和动员高校学生积极参与无偿献血。

2. 进一步加大宣传力度。建议省人大督促各级政府将无偿献血纳入政府部门的宣传计划中。一是建立全省无偿献血宣传工作机制,形成以新闻媒体为主体、户外广告宣传为辅助、血站信息提供为主渠道,多部门合作,有计划、有督促、有考核、常抓不懈的科学机制。二是充分发挥省级主流媒体的主导和示范作用。如由省级电视媒体负责制播献血宣传片,省市党报党刊刊登无偿献血公益广告,以推动我省无偿献血事业的持续发展。三是提供经费保障。所有关于无偿献血的宣传报道、公益广告和社区、学校、农村户外广告,除制作成本费外,免收其他费用。

3. 增加财政投入。建议省人大督促各级政府将血站在业务活动中依法收取的费用纳入财政专户管理;血站工作所需的经费,由市州人民政府予以保障;将血站纳入全额拨款事业单位管理,实行"收支两条线"管理,所有工作人员实行绩效工资制。

4. 重新核定血站人员编制。建议省人大督促各级政府有关部门对全省血站实际工作状况和人员聘任具体情况进行系统调研,依照国家原卫生部《血站基本标准》的具体要求,适当增加人员编制,尽快解决血站临时聘用人员问题,并建立考核管理办法,以保持血站的平稳发展。

5. 将采血车、送血车纳入特殊车辆的管理序列。建议省人大督促各级政府交通等相关部门按照《湖南省实施〈献血法〉办法》的规定,将采血车、送血车纳入到特殊车辆管理序列,免征车辆通行费,在执行紧急任务时享有特殊通行权。

二、贵州

关于尽快修订《贵州省献血条例》的建议

作者:农工党贵州省委　发布时间:2013-02-21

无偿献血是公共卫生事业管理的重要组成部分。在临床医学救治上,输血在抢救生命、治疗疾病中起到不可替代的作用;同时血液人工不能合成,而又无任何药物可替代,只能依靠健康人体的捐献才能获得。为保证医疗临床用血需要和安全、保障献血者和用血者的身体健康、促进社会主义物质文明和精神文明建设,1997 年 12 月全国人大常委会颁布《中华人民共和国献血法》(以下简称《献血法》),全国各地相继颁布地方性《献血条例》,我省人大常委会也于 2000 年 11 月颁布了《贵州省献血条例》(以下简称《条例》)。《条例》施行以来,我省献血模式实现了从有偿献血向无偿献血的转变。十多年来,在各级政府领导下,经过全社会的共同努力,我省无偿献血工作得到长足发展,参与无偿献血的公民逐年增加,临床用血的安全性得到进一步保障,全省无偿献血工作成绩显著。

(一)我省无偿献血工作情况及存在的困难和问题

2011 年贵州全省 25 家血站采血量共计 68.27 吨,合 343 998 单位(一个单位为 200 毫升血液)。全年的临床用血 100% 来自公民自愿无偿献血,成分用血率达到 99.6%。在全国多个省份、多个城市出现血荒的情况下,我省基本做到临床用血的正常供给。

在取得成绩的同时,我省无偿献血事业也面临着一些困难和问题。随着公共卫生事业的发展,医疗技术的进步,医院临床用血需求量逐年增大,远远超出每年的无偿献血量,导致临床用血的供求矛盾不断加剧,用血紧张状况呈现常态化趋势。公共危机、突发安全事故等对血液应急保障工作的考验也越来越严峻。一是采供血压力大。尤其以省会城市贵阳的采供血压力极大,贵阳市常住人口为 432 万人,贵州省血液中心除负责贵阳市(含一市三县)临床用血供应,还要承担周边临近龙里、长顺、惠水、瓮安等几个县的临床用血,致使省血液中心采血任务较重,血站血液库存常处于一般库存水平甚至最低警戒线状态,如遇到突发事件或节日备血,会发生到遵义等周边市(州)调血的情况。二是采取的措施与现行的法律法规不相符。2012 年 3 月,贵阳市公民献血委员会关于《贵阳市 2012 年度无偿献血工作安排意见》(筑献字〔2012〕1 号)文件,明确贵阳市、区、县政府,按照辖区人口数 0.5% 组织健康适龄公民进行无偿献血;各省直机关、企事业单位,按照单位人口数 5% 组织健康适龄公民进行无偿献血。这种计划性招募方式明显存在着强制的特点,不符合世界卫生组织倡导无偿献血自愿的原则。同时也与 2001 年原卫生部提出"逐步取消由政府部门下达献血任务指标的模式,转变为自愿无偿献血"的工作目标相悖。三是现行《条例》部分条款与经济社会的发展和采供血现状以及无偿献血管理不适应。我省《条例》在实际的执行中,已经落后于社会发展实际情况,个别条款甚至成为制约贵州省无偿献血事业发展的因素。

我省无偿献血管理中存在的困难和问题也是全国各省的共性问题。为保证无偿献血制度、血液管理体制等更适合本地区的实际情况和社会发展水平,全国各省相继对各自的《献血条例》进行了修订。初步统计,仅最近三年内,国内就有十数个地方政府对各自的《无偿献血条例》进行了修改。

（二）建议

针对目前我省无偿献血中存在的问题,我们认为有必要对《条例》中的一些条款予以修改：

1. 对《条例》第四条进行修改建议

修改意见：

贯彻执行《献血法》和《条例》,领导组织无偿献血工作是各级政府的重要职责；献血—采血—用血,属于政府卫生行政部门监督范围,也是杜绝因血液传播疾病的关键。通过法律形式加强无偿献血事业管理是落实依法行政的本质要求。根据《中共中央、国务院关于分类推进事业单位改革的指导意见》的精神。血站作为一级社会性的公益服务机构,应该逐渐实现"管办分离"。各级政府及卫生行政部门有责任负担起无偿献血管理职责。

因此,建议《条例》第四条修改为：

（1）进一步明确各级人民政府的具体职责

县级以上人民政府领导本行政区域的献血工作,其主要职责是：

制定本行政区域的献血规划,并组织实施；

组织、协调、检查和督促有关部门做好献血工作；

保障献血工作必须的经费；

开展献血工作的宣传教育；

监督检查下级政府完成献血计划情况；

奖励在献血工作中做出显著成绩的单位和个人。

（2）进一步明确卫生行政部门的职责

县级以上人民政府卫生行政部门是本行政区域献血工作的主管部门。其主要职责是：

拟定和上报年度献血方案,保证年度用血计划落实；

负责医疗机构用血和应急采血管理工作；

负责血液质量的监督管理工作；

负责献血事业专项经费的使用管理和监督。

2. 对《条例》第九条进行修改的建议

《条例》第九条规定：无偿献血者本人临床用血时,按所献血量免交前款规定的费用,累计献血400毫升以上的可终身无限量免费享用所需血液。无偿献血者的配偶、子女、父母临床用血时,仍可按所献血量免费用血。

修改意见：

（1）建议适当提高终身无偿用血的标准

累计献血400毫升以上的可终身无限量免费享用所需血液。这个标准在全国来看都是偏低的(参看附件1)。由于条例规定:累计献血400毫升以上的可终身无限量免费享用所需血液。所以实际献血情况中,很多献血者一次性捐献400毫升或献满二次达到400毫升后,就抱着完成任务的心态,不再主动参加无偿献血。这样的后果是很多人不会再有更多的献血意愿,也不可能培养一支相对稳定的无偿献血队伍,在社会上树立无偿献血光荣的理念更是无从谈起。既要为献血者在献血时提供优质服务,在需要用血时提供优惠政策,才能吸引大众有后续的献血行为,而不是一次性的投机献血。为此,我们建议适当提高终身无偿用血的标准。

(2) 建议在用血优惠的政策上,提高用血享受标准的门槛,适当放宽对亲属的优惠

目前我国《献血法》第十四条规定:无偿献血者的配偶和直系亲属临床需要用血时,可以按照省、自治区、直辖市人民政府的规定免交或者减交血液采集、储存、分离、检验等成本费用。我国各省的实施办法中,大多数省份只包括父母和子女。个别省份规定直系亲属的范围:包括父母、子女和祖(外)父母、(外)孙子女。

我省《条例》的规定是:无偿献血者的配偶、子女、父母。而在《婚姻法》《民法》等法律法规中对直系亲属的界定范围也不尽相同。《婚姻法》规定,直系亲属包括直系血亲和直系姻亲。直系血亲包括:祖父母、父母、配偶、子女、兄妹、孙子女。直系姻亲包括:儿媳与公、婆,女婿与岳父、岳母。《民法》规定的三代以内直系血亲:父母、子女、配偶、同胞兄弟姐妹、祖父母、外祖父母、孙子女、外孙子女。《刑法》的范围较窄:指父母、子女、配偶。

直系亲属的界定范围不明确,在给献血者带来疑惑的同时,也给血站工作人员的解释工作带来很多不便。献血者及更多的人不理解,献血时是无偿无私的,到了用血的救人关头,父母是亲人,兄弟姐妹就不是亲人? 持这种观点的人很普遍,这对我省无偿献血事业的宣传是一个极大的负面影响,因此借鉴省外其他地方的做法很有必要,我们建议,在用血优惠的政策上,提高用血享受标准的门槛,适当放宽对亲属的优惠。而实际上,今后独生子女家庭是普遍现象,增加兄弟姐妹为受益人并不会因此大幅增加无偿用血的偿还。其次,按照中国人的女婿就当半个儿子,儿媳妇就是半个女的传统观念,增加岳父母(公婆)为受益人,更能通过亲人、亲缘的力量,推动推广无偿献血宣传。

因此,结合外省经验,建议我省《条例》第九条改为:

献血者及其配偶、直系亲属临床用血时,按照下列规定享受免费用血优惠:

1) 献血者自献血之日起,在本省医疗用血时,免费享用相当于本人献血总量三倍的血液;

2) 累计献血超过 800 毫升的献血者终身无限量免费用血;

3) 献血者的配偶及直系亲属(父母、子女)自献血者献血 30 日后可以免费使用献血量等量的血液。此外,献血者还可以指定包括岳父母、(公婆)、兄弟、姐妹在内的 2 名家庭成员作为指定收益人,享受上述等量用血待遇。

三、云南

关于检查《中华人民共和国献血法》在我省实施情况的报告

云南省人民代表大会常务委员会:

省十一届人大第四次会议上,李树清等 13 名代表联名提出的《关于建议省人大常委会对〈中华人民共和国献血法〉进行执法检查的议案》,经大会主席团研究,决定将该议案交由省人大常委会教科文卫工作委员会研究办理。为办好这件议案,经主任会议研究决定,由省人大常委会副主任杨保建带队,部分省人大常委会委员、省人大代表参加组成的执法检查组,于 2011 年 4 月 20 日至 4 月 21 日赴昆明市,对我省贯彻实施《献血法》情况进行了执法检查。

检查组分别听取了省卫生厅、省财政厅、省红十字会以及昆明市政府、云南昆明血液中心关于贯彻实施《献血法》的情况汇报。实地查看了云南昆明血液中心、昆明市第一人民医院、昆明市延安医院、大观商业城采血点等采血、储血、用血单位。省卫生厅、省财政厅、省红十字会有关方面的负责同志陪同参加了执法检查。现将此次执法检查的情况报告如下:

(一) 我省贯彻实施《献血法》的基本情况

《献血法》于 1998 年 10 月 1 日颁布实施。该法的颁布实施,对于保证我国临床医疗用血需要和安全,保障献血者和受血者的身体健康和生命安全,发扬人道主义精神,促进社会主义物质文明和精神文明建设起到了重要作用。我省在贯彻执行《献血法》十多年时间里,严格依法管理血液工作,血液工作特别是无偿献血工作取得了显著成效,无偿献血比例逐年提高,全省于 2008 年实现了临床医疗用血 100% 来自无偿献血。

1. 各级政府高度重视,加强组织领导,建立健全采供血机构。各级政府认真贯彻执行《献血法》,切实加强对献血工作的组织领导。省人民政府成立了以分管卫生工作的副省长为组长、各职能部门参加的云南省献血领导小组,并在卫生厅下设云南省血液管理办公室,负责统一规划和组织、协调本省的献血工作。2001 年,省政府印发了《云南省贯彻〈中华人民共和国献血法〉实施意见的通知》,进一步明确了各相关部门工作职责,构建政府组织、部门协调、群众参与无偿献血的工作机制。同时,省政府还专门召开全省血液工作会议,对做好无偿献血工作做了具体部署。昆明市政府成立领导小组时,为发挥军人身体素质好、献血积极性高的优势,将成都军区联勤部、云南省军区卫生处也纳入其中,并结合昆明实际,出台了《昆明市献血用血管理办法》,其余各州(市)也相应成立了由政府分管领导为组长的献血领导小组和办公室,为无偿献血工作扎实、深入开展提供了有力的组织保障。全省各州(市)相继建立了无偿献血应急队伍,保证了突发公共卫生事件中血液的供应。

2001年,省政府投入1.2亿元对全省采供血体系进行建设,建成了1个省级血液中心、15个州(市)级中心血站、40个县级血库,实现了我省血液管理的"三统一"(即统一规划设置血站、统一管理采供血、统一管理临床用血),建立健全了全省各级采供血机构。

2. 加强宣传教育,普及无偿献血知识,奉献爱心的良好氛围初步形成。云南省是边疆少数民族地区,各民族之间有着不同的风俗习惯,对血液的知识了解不够,对无偿献血有顾虑。为转变广大城乡人民群众的思想观念、普及献血知识,我省开展了大量的宣传工作。一是广泛宣传,营造氛围。通过报刊、电视、广播、广告、宣传栏进行宣传教育。2010年,云南昆明血液中心投入118万元制作无偿献血公益广告在《都市条形码》中插播,每天4次,全年共1460次。二是采取多种形式,搞好日常宣传。省卫生厅编印了《血液管理文件汇编》,定期印制无偿献血的宣传画、宣传折页,免费下发全省进行广泛宣传。仅2005年全省就编印了无偿献血宣传画、宣传折页共88 000份。各州(市)除制作无偿献血宣传册、宣传画外,还编导符合当地特色、群众喜闻乐见的剧目进行宣传。如玉溪市将《献血法》和无偿献血的相关知识编成具有当地特色的花灯剧《人间真情》并搬上了舞台;迪庆藏族自治州把宗教扬善抑恶、尊重生命与无偿献血、救助生命结合起来,积极开展民族地区无偿献血及艾滋病防治知识的宣传工作。三是以5·8"世界红十字日"、6·14"世界献血者日"、《献血法》颁布实施等纪念日为契机,在全省范围内开展大规模形式多样的无偿献血宣传和组织动员活动,掀起宣传高潮。四是表彰先进,树立典型。2002—2010年全省已经先后有昆明、玉溪、临沧、大理、楚雄、迪庆等城市先后获得全国无偿献血先进城市称号,有1756名同志先后获得了无偿献血奉献奖。五是建立无偿献血公示制度。从2005年起,省卫生厅建立了无偿献血公示制度,定期向社会公示全省无偿献血的情况,使各地各有关部门和公众了解本地无偿献血情况,调动全社会和广大群众共同参与这一社会公益事业。

3. 强化质量意识,狠抓血液安全。一是健全规章制度,规范采供血行为。省卫生行政部门先后制定下发《云南省中心血站执业校验标准》《云南省卫生厅关于进一步加强血液管理工作的通知》《云南省卫生厅关于加强对固定采血点及储血点管理的通知》《云南省卫生厅关于加强医疗机构临床用血管理的通知》等文件,保证血液质量和安全。二是开展核酸检测工作,缩短"窗口期"。2010年,原卫生部在云南昆明血液中心开展核酸检测试点工作,该项目开展以来,共对 6 万人份血液样本进行了核酸检测,检出了 12 人份乙肝阳性,核酸检测的开展,进一步保证了人民群众的用血安全。三是严格控制血液质量。云南昆明血液中心及昆明市第一人民医院、昆明市延安医院等医疗卫生单位均成立了血液安全质量管理领导小组,制定质量管理目标和工作计划。云南昆明血液中心把输血安全作为工作的重中之重,在着力提高职工质量意识的同时,筹措资金在质量管理部门、质量检测部门配置最先进的仪器,使用最好的试剂,使血液质量保证工作落到实处。四是严格遵循采供血临床操作程序。云南昆明血液中心和各医疗卫生单位在采供血工作中,实行一人一针,按照国际标准实行初筛,严格执行试剂初、复检制度,采血、储血、化验、制备、输血各操作程序规范,有效控制了经输血传播疾病的发生,保证了临床用血安全。

4. 医疗机构科学用血制度逐步建立。科学合理用血不仅是保证用血者身体健康的必要手段,也是节约血液的重要举措。我省将临床用血管理纳入医疗质量管理考核内容,加大培训和管理。各级医疗机构认真执行《医疗机构临床用血管理办法(试行)》和《临床输血技术规范》的标准和规定,建立临床用血申请报批和评价制度,广泛开展临床合理、科学用血培训,使广大医务人员掌握临床用血适应证,科学合理使用血液。成分输血是减少血液浪费,提高临床治疗效果和输血安全性的重要措施。我省开展成分输血进展迅速,全省成分输血率从 1998 临床几乎全部用全血,到 2007 年时达到了 99%。昆明市延安医院为实现科学合理用血,自筹资金购买多台自体血液回输机,并将医生动员患者开展自身储血、自体血液回输情况作为评价医生个人工作业绩的重要考核内容,2009 年以来,延安医院的临床手术量大幅增加,但临床输血量增加比例却逐年下降;2010 年,延安医院的成分输血率达到 100%。

检查组认为,《献血法》颁布实施以来,各级政府和相关职能部门认真落实各项法律规定,不断加强对无偿献血工作的组织协调和管理,建立了无偿献血及采供血安全检测等一系列制度,无偿献血的各项工作切实有序推进,法律实施情况总体良好。

(二)当前我省无偿献血工作存在的主要问题

《献血法》颁布实施以来,在各级政府及相关职能部门以及社会各界和广大人民群众的共同努力下,我省的无偿献血工作成效明显。从我省艾滋病、乙肝疫情高发的实际和前一段时间我省部分地区发生的"血荒"表明,我们在看到成绩的同时,必须清醒地认识到,认真贯彻实施《献血法》,推进我省无偿献血工作,仍有大量工作要做;广大人民群众对无偿献血的认知度、参与度仍待提高;献血工作安全隐患依然长期存在。执法检查组认为,当前我省献血工作存在的问题主要有以下几个方面。

1. 无偿献血宣传工作还不够深入,社会覆盖面不广。执法检查组在检查时了解到,我省各有关职能部门虽然在宣传方面做了许多工作,但仍然存在宣传工作不够深入;工作过程中一般性宣传多,有针对性的宣传相对不足;对献血知识宣讲的多,对公民在无偿献血活动中的权利义务解释相对不足;对《献血法》法律规定的宣传也不够广泛等问题。在一定程度上"献血有害健康"等传统观念仍然根深蒂固,"无偿献血,有偿用血"等错误观念还有相当市场,城市居民和广大农村群众参与无偿献血的积极性尚未调动起来。

2. 政府协调各部门参与无偿献血工作的力度尚有待进一步加强。从检查的情况来看,各级人民政府虽然都成立无偿献血领导小组,也明确了各相关部门和单位的职责,但在实际工作中,献血主要工作由卫生行政部门承担,其他部门和单位参与该项工作不够深入,也不具体。如省红十字会在参与无偿献血工作方面具有自身的优势和特点,但在实际工作中,由于红十字会在参与和推动无偿献血工作中的职责任务不明确,与卫生行政部门之间关于无偿献血的横向沟通联动机制还未真正建立,也没有推动无偿献血工作的专项经费,难以更好地开展无偿献血工作。

3. 血液供需矛盾突出。随着临床用血量的快速增长,采供血矛盾日益突出,结构性、季节性缺血时有发生。近年来昆明地区采血量以年均10%的速度增长,但临床用血量则以年均15%的速度增长,供求矛盾逐年加剧。

4. 政府对无偿献血工作的经费投入不足。投入不足是制约我省采供血机构基础设施建设的突出问题,据了解,我省2011年采供血机构建设项目的投入减少了2190万元。经费的减少,使采供血机构信息系统建设进度迟缓,采血、储血、化验、分析等各系统设备难以更新,采血、储血网点尚未形成合理分布,无偿献血工作受到严重制约。

5. 采供血机构人员编制不足。目前我省采供血机构普遍存在人员编制不足的问题。云南昆明血液中心承担着云南省1/3左右的采供血任务,年供血量52 450升,在岗在编134人,按照国家《血站基本标准》关于年采供血在20 000~40 000升配备200人的规定,缺编达66人。

(三) 进一步贯彻实施《献血法》的意见和建议

输血是抢救危重病人的一种特殊医疗措施。妥善解决好无偿献血工作中存在的各种问题,对于树立政府良好形象、维护社会和谐稳定、构建社会主义核心价值体系和加强社会主义精神文明建设具有十分重要的意义。

1. 切实加强领导,推进无偿献血事业健康发展。一是各级政府应进一步加强对无偿献血工作的领导,将无偿献血工作列入政府重要议事日程,建立健全无偿献血的协调机制、组织动员机制和信息通报机制,充分调动社会各方面力量,形成卫生牵头、部门协作、社会共建的工作格局。二是在全省国家机关和企业事业单位工会组织建立本单位年度无偿献血公示制度,形成无偿献血光荣的良好氛围,调动国家机关工作人员、现役军人和大专院校学生等人员参与无偿献血的积极性,切实改变我省无偿献血主体较为单一的问题。三是组建、充实我省献血应急队伍,确保突发公共卫生事件的用血、缓解季节性和结构性缺血。

2. 加强宣传动员,提高公众参与无偿献血的积极性。进一步做好宣传教育是保证无偿献血工作健康开展的前提。建议进一步加大宣传力度,以广大人民群众喜闻乐见的形式宣传普及《献血法》和献血知识,如在主要街道、广场、公园等人员密集的公共场所设置无偿献血公益广告牌或知识宣传栏,在电视、广播、报刊等媒体刊登无偿献血公益广告,举办无偿献血知识讲座,编演宣传无偿献血的节目等;要拓宽宣传工作思路,把法律宣传与无偿献血知识宣传结合起来,把无偿献血知识教育与健康教育结合起来;要注意拓展宣传教育的范围,使献血法宣传和无偿献血知识教育逐步向广大农村地区延伸。通过广泛、深入的宣传动员工作,在全社会形成人人关心支持、踊跃参与无偿献血的良好风尚,促进我省无偿献血事业健康、持续、稳定地发展。

3. 加大投入,加强我省采供血体系建设。根据我省献血事业发展的需要,建议省人民政府在"十二五"期间,切实加大对我省采供血体系建设的投入,增加的资金,主要用于储血库和献血屋等基础设施建设、采供血机构信息网络建设和核酸检测工作。要注意保障各级红十字会参与献血工作的专项经费,使各级红十字会更好地依法履行职责,积极推动无偿献血工作。

4. 增加采供血机构人员编制,加强人才队伍建设。建议根据云南昆明血液中心和各地血站采血量情况,适时调整增加采血机构的人员编制,引进专业技术人员,满足我省献血事业的需要,确保全省采供血持续稳定增长。

5. 树立责任意识,确保临床用血安全。各级政府要继续高度重视血液安全工作,加强对血液安全工作的监管力度。各级采供血机构要增强责任意识,严格规范化管理,提高从业人员业务能力,采用先进的检测手段,确保血液安全。医疗机构要不断提高医务人员科学合理用血水平,避免血液浪费和滥用血液。

另外,要认真做好与无偿献血有关的服务工作。省卫生行政部门应从方便群众出发,认真研究并妥善解决无偿献血者用血省内异地就近结算等关系到人民群众切身利益的问题,努力做好服务工作,消除群众"献血容易用血难"的疑虑,维护好广大人民群众的献血积极性。

以上报告,请予审议。

云南省人大常委会执法检查组

2011 年 4 月 27 日

参考文献

［1］王陇德,张春生.中华人民共和国献血法释义.北京:法律出版社,1998.

［2］Snow DA,Zurcher LA,Ekland-Olson S. Social Networks and Social Movement:A Microstructural Approach to Differential Recruitment. American Sociological Review,1980, 45(5):787-801.

［3］景军.铁默斯预言:人血买卖与艾滋病的孪生关系.开放时代,2006(6):71-88.

［4］Titmuss RM. The Gift Relationship:From Human Blood to Social Policy. New York:A Division of Random House,1970.

［5］Healy,KJ. Exchange in Blood and Organs. A Dissertation of Princeton University,2001.

［6］Forstall RL,Greene RP,Pick JB. which are the largest? why lists of major urban areas vary so greatly. Tijdschrift Voor Economische En Sociale Geografie,2009,100(3):277-297.

［7］徐缓,陈浩,黎慕.澳大利亚基本公共卫生服务的法律保障(一)——公共卫生的法律支撑.中国卫生法制,2010(6):4-9.

［8］阎赢,赵静.日本医疗法的修订给我们的几点思考.中国康复理论与实践,2004(4): 251-253.

［9］钱宗玲编译.日本药事管理的现状与未来.药学进展,1991(2):116-125.

［10］赵淮跃.日本的献血制度和血液管理体制.中国医院管理,1999(4):59-60.

［11］高东英.澳大利亚采供血服务特点及启示.中国输血杂志,2005(2):183-184.

［12］陈浩等.澳大利亚基本公共卫生服务的法律保障(三)——立法动向和借鉴意义.中国卫生法制,2011(4):6-10.

［13］Australian Government Department of Health. Market Regulation-Therapeutic Goods Administration［EB/OL］.http://www.health.gov.au/internet/hta/publishing.nsf/Content/ market-1.

［14］Wikipedia. List of blood donation agencies［EB/OL］. http://en.wikipedia.org/wiki/List_of_ blood_donation_agencies.

［15］FDA.BER Instructions for Completing the Electronic Blood Establishment Registration and Product Listing Form［EB/OL］. http://www.fda.gov/BiologicsBloodVaccines/ GuidanceComplianceRegulatoryInformation/EstablishmentRegistration/BloodEstablish- mentRegistration/ucm055484.htm.

［16］赵淮跃.日本的献血制度和血液管理体制.中国医院管理,1999(4):59-60.

［17］李颖.田疆.澳大利亚卫生人力资源管理改革对我国的借鉴意义.中国卫生政策研究，2011（3）：57-60.

［18］Ceulemans JV，Compernolle WV，Vandekerckhove P.Self-inspection of blood establishments. ISBT Science Series，2013，8：28-32.

［19］Toshio M.Centralized quality control inspections for blood bags and leukocyte reduction at the Japanese Red Cross Society.ISBT Science Series，2011，6：404-407.

［20］Guidelines for the Administration of Blood Products，Australian and New Zealand Society of Blood Transfusion，2nd Edition，December 2011.

［21］FDA. CFR-Code of Federal Regulations Title 21［ED/OL］.http://www.accessdata.fda.gov/ scripts/cdrh/cfdocs/cfcfr/CFRSearch.cfm？ CFRPart=606.

［22］孙东东.《中华人民共和国献血法》实施问题调研文集.北京：国家行政学院出版社，2012.

［23］宁波市人民政府.《宁波市献血条例》［ED/OL］. http://gtog.ningbo.gov.cn/art/2012/12/ 27/art_389_380405.html.2012-12-27/2014-9-27.

［24］海南省人民政府.《海南经济特区公民无偿献血条例》［ED/OL］. http://www.hainan. gov.cn/data/law/2012/02/1750/.2012-01-11/2014-10-12.

［25］关亮.ISO9001：2000与《血站质量管理规范》相互整合的意义.中国卫生质量管理，2007，14（5）：4-6.

［26］张玉华，余化刚，周虹.我国输血标准化现状及管理对策.中国输血杂志，2012，25（5）：405-406.

［27］严力行，孟忠华.中国血站管理的嬗变.中国输血杂志，2009，22（1）：1-2.

［28］梁文飚.法国血液工作经验及启示.中国卫生质量管理，2010，17（1）：84-86.

［29］杨方方.中国转型期社会保障中的政府责任.中国软科学，2004（8）：40-45.

［30］王桂梅.中英两国中央和地方关系之比较及启示.理论界，2006（11）：152-153.

［31］郑曙村.建立决策、执行、监督"权力三分"体制的构想.齐鲁学刊，2010（6）：98-102.

［32］臧艳.我军与美军血液保障机构血液储备能力的比较及启示.医学信息（上旬刊），2009，22（10）：2265-2267.

［33］张彤，李玉军，杨雁，等.美国海军血液供应方案介绍.人民军医，2011（7）：576-578.

［34］梁庆宇，徐天强，陈刚，等.建立医疗安全监控系统的必要性分析.中国卫生监督协会学术会议.2010.

［35］Bolton-Maggs PHB，Cohen H. Serious Hazards of Transfusion（SHOT）haemovigilance and progress is improving transfusion safety. British Journal of Haematology，2013，163（3）：303-314.

［36］李娅娜.血液预警系统综述.中国卫生质量管理，2009，16（4）：79-81.

［37］任芙蓉.实施血液病毒核酸检测策略的相关问题探讨.中国输血杂志，2010，1：1-3.

［38］国家卫生和计划生育委员会.2016年国家血液安全报告.北京：人民卫生出版社，2018.